ルガー症候群）の本

暢銷 修訂版

圖解 自閉症類群障礙 ASD

有效發揮孩子潛能・改善人際關係
及生活自理能力

日本筑波大學
身心障礙權威
宮本信也 教授 ◎監修

台灣兒童青少年精神醫學會
專科醫師暨監事
鄒國蘇 醫師 ◎審定

葉雅婷 ◎譯

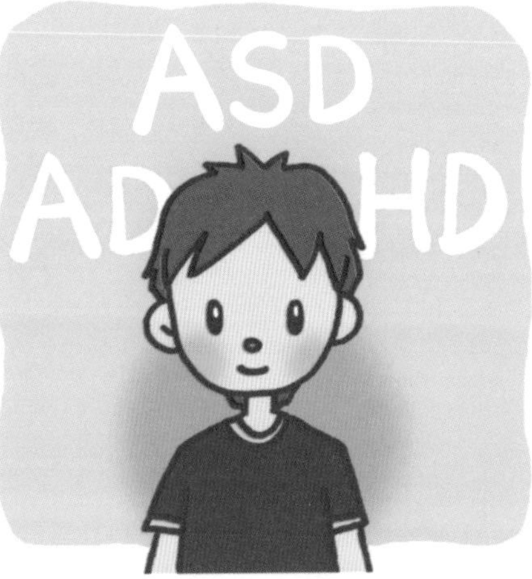

第1章 何謂自閉症類群障礙（ASD）？

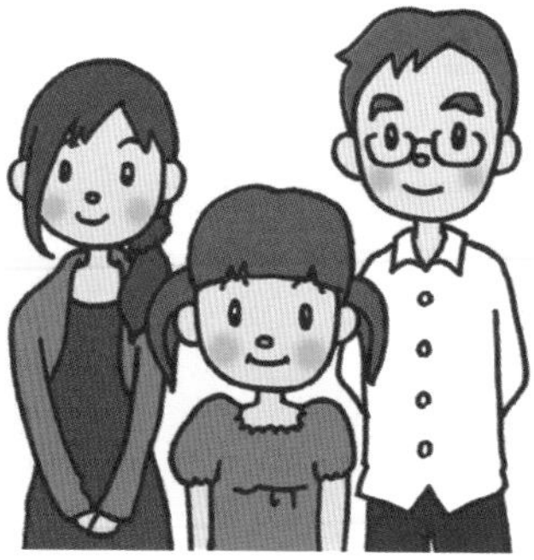
父母的特質可能會遺傳給孩子

第2章

自閉症類群障礙的孩子有什麼特質？

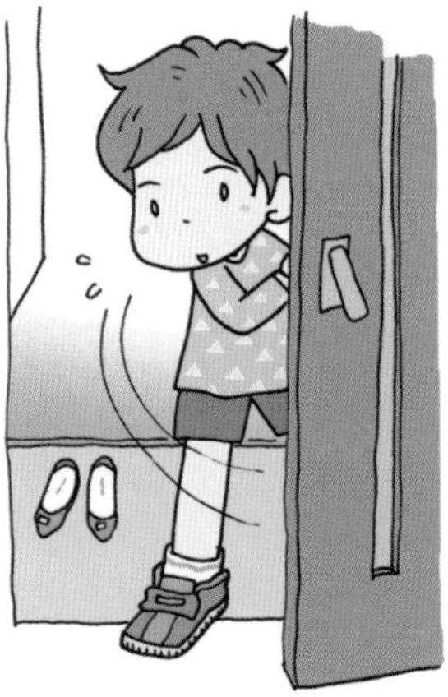

喜歡開關門的孩子會反覆開關門動作。

第3章

家人支持與因應措施

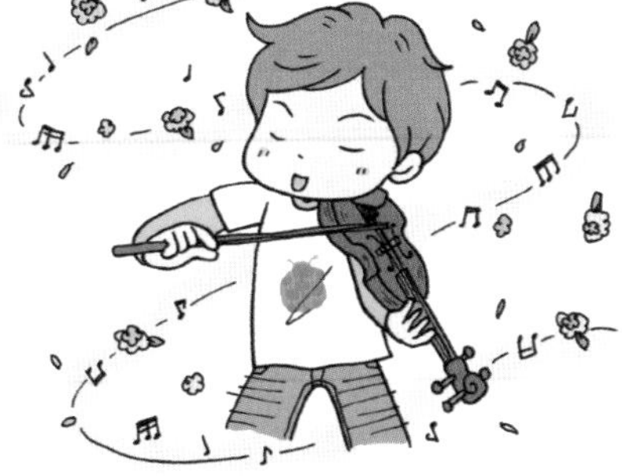

擅長演奏樂器

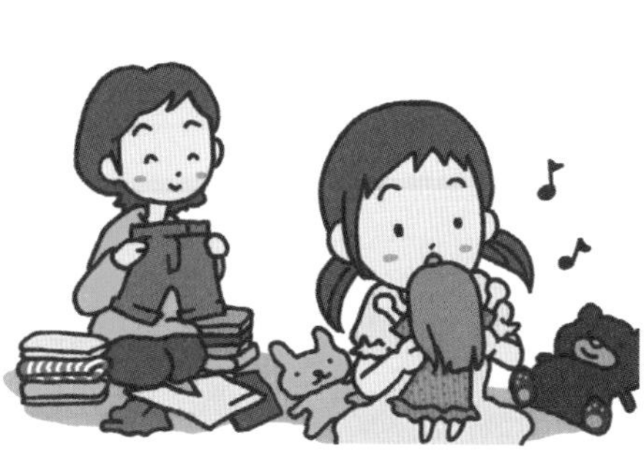

用適當的方式向孩子表達關愛

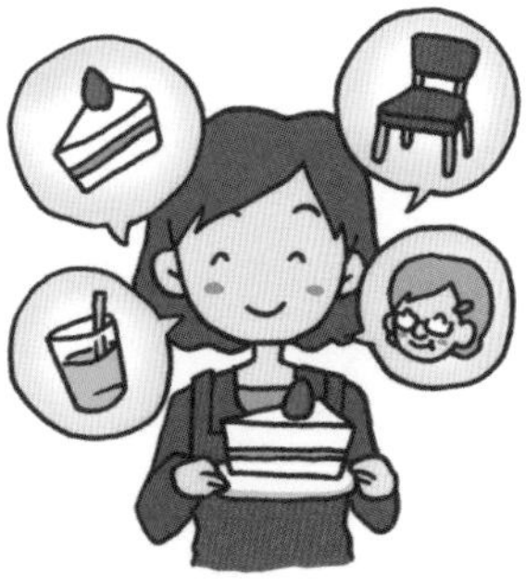
一次講一件事

第4章 在幼稚園和學校裡能做的事

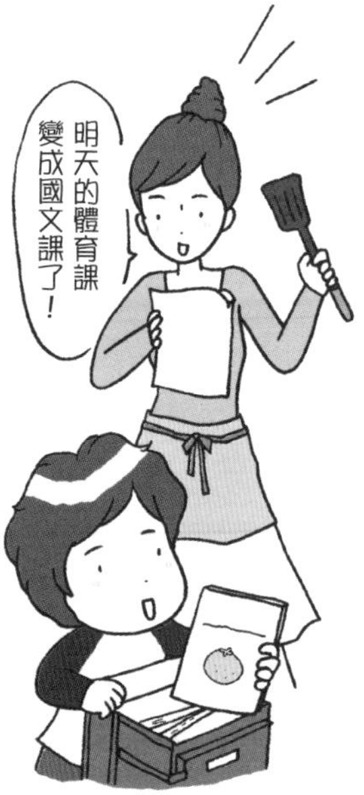

當教室或課表改變時，
盡可能提前告知。

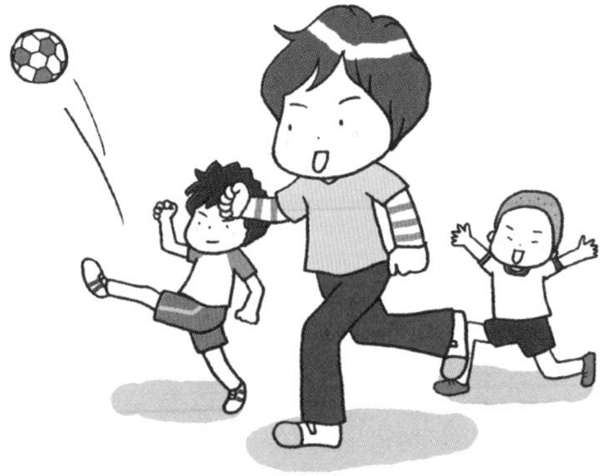

讓孩子了解自己的特性，
並留意與同學的關係。

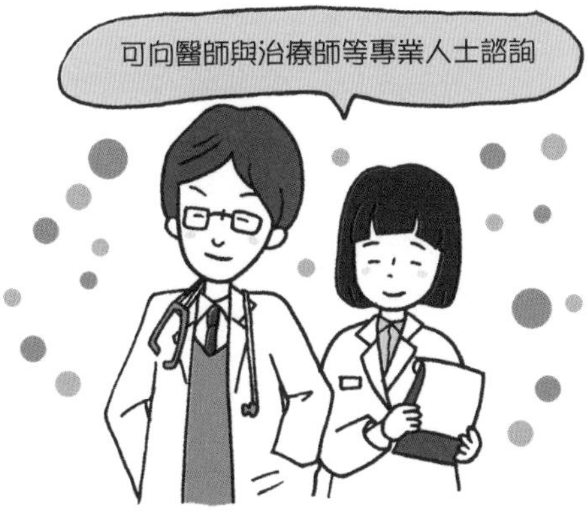
可向醫師與治療師等專業人士諮詢

推薦序1

父母是教導並幫助ASD孩子最重要的關鍵

鄒國蘇

台灣兒童青少年精神醫學會專科醫師暨監事

目前國內外診斷有自閉症類群障礙的兒童有明顯增加的趨勢，在台灣可以說是各障礙類別中，增加最快的族群。學前及於診斷的人數，也在明顯增加。而美國疾病控制與預防中心（US Centers for Disease Control and Prevention，CDC），在二〇一六年也公布了，13至17歲孩子，被診斷有自閉症類群障礙（ASD）的人數，已高達每45人中，就有一人有此症狀。

由於自閉症類群障礙的症狀或特質，是長期存在的，且對孩子自幼之各項發展、親子關係、家庭生活及日後之學習、學校及社會適應、工作等，均可能有不小的影響，所以，教導並做為幫助孩子最重要的人物——父母，如何正確有效的協助孩子，是成功與否最大的關鍵。

此書針對沒有智能遲緩及明顯語言遲緩、輕度的自閉症類群障礙兒童，提供給父母及早發現、如何診斷了解孩子的特質、如何面對及協助孩子、及如何規劃未

來等，從多方面角度，務實、豐富、生動有趣而又清楚的專家經驗及指導，相信對初次診斷的父母是相當有幫助的。

日本與台灣的相關制度、主責機構、診斷流程及評估工具之使用不盡相同，在台灣自閉症類群障礙兒童之醫療診斷，比較是兒童青少年專科醫師之專業訓練，教育界之特教（心評老師），也會針對孩子做教育評量診斷，若是學齡前兒童，亦可通過各縣市衛生局委託、具有兒童青少年精神科醫生看診的兒童發展聯合評估中心做初步評估。

書中所提到，在日本甚為普及的ＴＥＡＣＣＨ結構化教學法，在台灣，也有被教育、醫療單位及訓練機構所採用。此外，台灣也有其他不錯的療育模式，例如：丹佛模式（The Early Start Denver Model，ＥＳＤＭ）、地板時間（Floor Time）、關係本位模式（ＤＩＲ）、讓家長成為孩子的老師（Improving Parents As Communication Teachers，ＩｍＰＡＣＴ）方案等等，採用何種方案較適合，需視所需花費的人力、時間、孩子的特質及所希望達到的成效而定。每個自閉症類群障礙兒童所擁有的特質不盡相同，不是所有孩子都適用同一種引導方式。本書所列舉的各種方法和引導方式，是一般多數自閉症類群障礙兒童適用的方法。

推薦序2

特質雖不會改變，但能減輕孩子的成長挫折

花媽（卓惠珠）
幫助高功能自閉與亞斯伯格粉絲團　版主

《圖解自閉症類群障礙》看似涵蓋整個自閉症族群的書寫，但輕度自閉、高功能自閉、亞斯伯格的變革差異敘述與行為處遇佔了重要篇幅。這樣的安排跟現時輕度自閉總數，遠大於中重度自閉者非常有關。

內行看門道外行看熱鬧。想快速理解的閱讀者，可以從目錄中快速翻到問題的答案。因孩子問題行為而頭昏腦脹難以閱讀的照顧者，還可以透過圖畫，望文生義，找到指引。這是我在近期內讀到最適合的、最想推薦給想了解輕度自閉症者看的書籍。

看到目錄第4頁〈也有連母親的臉都記不住〉的案例，我就笑出來了。因為我家27歲、拿輕度自閉手冊17年，已經在科技業工作的孩子，上個禮拜曾告訴我說：「媽媽你每天長得都不一樣！」讓我回想到他高中時，某次放學回家進門看到我，然後又奪門而出。兩分鐘之後才再進門，確認他沒有走錯房子。會發生這件事情，

是因為我剪了頭髮。

接下來閱讀本書的每一個章節，都讓我充滿驚奇。因為這是我這幾十年來陪伴眾多自閉症輕度族群孩子的結論。我很少在其他的書中看到類似的、跟我一樣的看見，這一次在這本書裡面，很具體的看見類似的敘述。例如：第15頁作者序提到自閉症類群障礙兒童的引導，最重要的目標是讓孩子在20歲前擁有穩定的情緒，智商再高若情緒不穩，也無法展現所擁有的才華。

這一直是我這幾年來觀察貼近這群大孩子最重要的心得。所以這幾年來我們不斷有一群老師、治療師，針對基礎情緒開課演講，強調基礎情緒穩定的重要性。

第24頁「在多重情境中持續有社交溝通、人際互動問題」。讓我聯想到年初大亞斯青年聚會後，有個念大學的孩子問大家一個問題：「在三人以上一起討論事情時，無論面對面講話或是網路訊息，大家會有『不知道什麼時候換我講話』的情況嗎？大家都是怎麼處理的呢？我常因為資訊輸入腦袋的速度比較慢，常常跟不上別人的思路，然後又找不到時機講話。」這問題引請眾多認同與迴響。

書中也提到近期有不少自閉症類群障礙患者的家屬來求診，因為無法與對方建立相互的情感連結，而陷入憂鬱和喪失自信這種狀況被稱為「卡珊德拉症候群」。有這樣狀況的夫妻急需外在的協助。另外，這些成人因為聽不懂「大概」、「差不多」，所有的事物如果不具體說出數量就生氣。在公司和上司、同事與客戶，無法溝通造成問題，主張自己的意見才是對的，不聽他人的話，衝突的發生引爆幾乎是生活日常。關心這個議題的朋友可以參考幫助高功能自閉與亞斯伯格部落格，〈探索亞斯伯格的家庭關係〉（https://helpasperger.blogspot.tw/2012/09/blog-post.html）一文。

由亞斯伯格家長帶大的青少年，常碰到的經驗是，他們的價值常不在「他們是誰」，而是「他們有什麼成就」。如此可看出青年期如果沒有發覺自閉症類群障礙特質，對生活將會有巨大的影響。

最後，**用文中「特質雖然不會改變，但能減輕孩子的成長挫折」的句子鼓舞大家，**因為**科技日新月異、研究不斷更新，請保持最新的資訊，閱讀最新的書籍，**此時我真誠熱切的推薦這本書給您們。

推薦序1

願父母都能找到最適合陪伴孩子成長的方法

陳玉蘭
台北榮總復健部暨早療中心兒童職能治療組長

自閉症類群障礙（Autistic spectrum disorder，ＡＳＤ）的孩子，因為常有一些感覺動作及社會適應的問題，而轉介給職能治療師。我在醫院從事兒童職能治療工作近二十年來，看到無數的ＡＳＤ孩童家長，為了孩子勞心勞力，無數的ＡＳＤ家庭無所適從。

他們求偏方，跑早療，甚至辭掉工作，把星期一到星期日的每天行程都排得滿滿的，從醫院診所職能治療、到自費心理治療、特教、應用行為分析（ＡＢＡ）、人際關係發展介入法（ＲＤＩ），自閉症結構化教學（ＴＥＡＣＣＨ）及地板時間（floor time）等，凡是能讓孩子進步的，儘管只有一絲一毫，父母也不願意放棄。除了感嘆父母無窮無盡對孩子愛的偉大，也常感受到他們的不辭辛勞。

因為資訊的日新月異，自閉症類群障礙孩子的父母們，無法從坊間龐大的資訊中，辨識出正確及對孩子有效的知識及治療方法，治療師常需不斷不斷地重複導正及更新家長的觀念，因此花費了很多時間，所以我常想，如果有一本深入淺出、圖文並茂、又兼具理論及實用，教養自閉症類群障礙孩子的入門書，讓家長閱讀該有多好。在這時，原水文化出版的這本教養ＡＳＤ孩子的書籍就出現了。

書中的內容從剛開始的ＤＳＭ－４，ＤＳＭ－５的診斷介紹、最新的診斷變化、自閉症常見的特質、到實用的家庭支援與因應措施及幼稚園和學校能做的事，都非常詳盡及清楚的介紹，配上可愛的插畫及精簡美觀的表格，讓人閱讀起來一點都不覺得困難。裡面還貼心設計了Ｑ＆Ａ，方便家長快速解惑。

更讓我訝異的是，如何向孩子自己說明其特質，如何讓手足和平相處，會不會被幼稚園孩子排擠等，這些看來普通的問題，卻是臨床上最常被提起的，也是對自閉症孩子來說相當重要的課題，而這本書裡也都提供了實際有效的處理方式，實為一本值得推薦的好書，會是父母及老師的好幫手。

父母的心都是玻璃做的，一不小心就碎了一地，多幫了一點怕孩子無法成長，收回了一點卻又不忍心，就怕無法即時幫到孩子，願天下的父母都能找到最適合陪伴孩子成長的方法。

前言

接納並適當引導，與孩子一起教學相長

自閉症類群障礙障礙兒童不擅長與人相處，興趣狹窄、擁有獨特的堅持。其中過去被稱為「亞斯伯格症候群」的孩子，因智能和語言發展正常，其他發展障礙往往被忽視，而蒙受「任性」、「自私自利」的責難，在成長過程中十分辛苦而委屈。但**只要雙親、家人，以及學校、幼稚園老師等周遭的人理解其特質，並妥善應對，就能幫助他們減少成長中的挫折，發展得更順利，進而一展長才。**

自閉症類群障礙兒童的引導，最重要的目標是讓孩子在20歲前，擁有穩定的情緒。智商再高若情緒不穩，也無法展現所擁有的才華。

為此家長與老師在培養孩子安定情緒上應盡最大的努力。而家長本身的情緒安定也十分重要，如此才能更從容地面對育兒工作。畢竟育兒沒有休息的一日。若一時喘不過氣，短暫的抽離也是一種回復精神的方法。為了讓孩子學習更好的生活技能，如何預留喘息空間，學習更有效率的引導方式是非常重要的育兒之道。

第1章 何謂自閉症類群障礙（ASD）

自閉症類群障礙的孩子往往在生活中承受莫大壓力，特別是沒有智能與語言遲緩問題的孩子，在發展障礙上更難獲得他人的包容與理解。

自閉症
類群障礙①

自閉症類群障礙（ASD）可視為是個性

自閉症類群可視為不是疾病或障礙，而是與生俱來的特質。

何謂自閉症類群障礙？

所謂自閉症類群障礙是指擁有「社交困難與偏限性」等自閉症特徵之狀態的通稱。其中包括曾被稱為「自閉症」、「亞斯伯格症候群」、「高功能自閉症」的孩子。

過去擁有自閉症特徵，卻沒有智能發展遲緩者稱為「高功能自閉症」，沒有智能與語言遲緩者稱為「亞斯伯格症」，以區隔「典型自閉症」三者的不同。

二〇一三年作為國際診斷準則的美國精神醫學會《DSM精神疾病診斷準則手冊》（參考37頁）有了大幅度的修定，不再區分「自閉症」與「亞斯伯格症」，並將之納入泛自閉症的類群，診斷時被統稱為「自閉症類群障礙或自閉症類群症」（本書統稱為自閉症類群障礙）。

將所有類型全納入「自閉症類群障礙」的架構之下，主要是希望把「亞斯伯格症」與「自閉症」等所有類型看成一個光譜分佈，配合孩子個別的特質給予引導與必要的協助。

兒童期生活上出現困難是發展障礙的特質之一

近年有專家學者提議「自閉症類群障礙並非疾病或障礙，而是孩子與生俱來的特質和性格」。

醫學上認定自閉症類群障礙是一種會在兒童期顯現出問題的發展障礙（神經發展障礙症）。

「發展障礙」一詞容易遭受誤解為「身心障礙」，但這並不正確。自閉症類群障礙兒童因為在語言、認知、感覺、社交或溝通的應對方式有其特殊性，難以符合當代社會、文化與同儕的期待。因為不符合社會「慣例」和「世俗認知」而造成難以適應生活，進而產生各種困難（障礙）。

換言之，自閉症類群障礙等「發展障礙」，可說是「因為其性格特質容易引起日常生活、社會生活上的困難」，因此「需要外界持續性的協助以利減少生活上的困難」。

只要家長與老師們瞭解自閉症類群障礙的特質，並給予適當引導，使其學習因應社會生活之技能，就能減少人際關係中的摩擦，讓成長更加順利。本書主要適用對象雖為沒有智能與語言遲緩的孩子，但併有智能與語言遲緩的個案仍可作為基本的引導方式。

【自閉症類群障礙歸類變化】

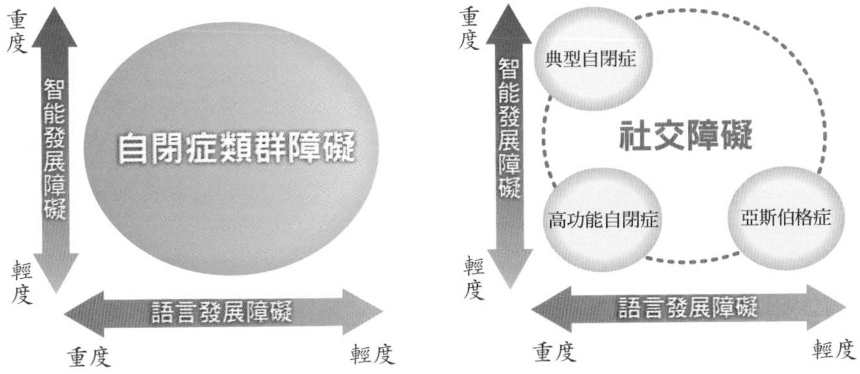

目前的歸類法

改變過去的分類方式，以自閉症類群障礙（自閉症光譜）為整合用語。

過去的歸類法

過去將自閉症特質的孩子依據智能、語言發展程度分為「典型自閉症」、「高功能自閉症」、「亞斯伯格症」等。

各種發展障礙：神經發展障礙（神經發展症群）

- 智能障礙／智力發展障礙症（ID/IDD）
- 行為規範障礙症（CD）
- 自閉症類群障礙症（ASD）
- 注意力不足／過動症（AD ／ HD）
- 特殊學習障礙（SLD）
- 動作障礙（MD）
- 抽動障礙　（TD）
- 其他神經系統疾病（OND）

引用自 DSM-5

自閉症
類群障礙②

從大腦看自閉症類群障礙

自閉症類群障礙並非腦部特定部位發生問題，而是腦部處理資訊的方式與一般兒童不同。

並非腦部特定部位缺損，而是資訊處理有特定模式

針對自閉症類群障礙的成因，有各種研究在各地進行，但至今仍無法釐清細節。過去曾普遍認為「自閉症」是腦部缺損（疾病），也是情緒與感情上的障礙。

目前則認為「自閉症類群障礙並非腦的特定區塊發生問題，而是腦或中樞神經系統的運作方式，以及腦與神經系統，在社交關係的處理方式與多數人不同。」

現今有不少腦部運作相關的研究在世界各地發表。例如一九九九～二〇〇〇年間所發表的研究報告指出：「自閉症類群障礙的兒童與一般兒童，在人臉辨識時使用的大腦部位不同」（Robert T. Schultz博士）。該研究指出自閉症類群障礙兒童在看「人」時運作的大腦部位，與其他兒童看「東西」的運作部位相同。

另外也有研究指出自閉症類群障礙在「思考相同問題時會使用不同的大腦部位」（Simon Baron-Cohen 博士）。

但參與這二項研究的自閉症類群障礙兒童人數不多，前者只有14位，後者為6位（正常兒童數為前者28人，後者12人），研究結果是否可套用在自閉症類群障礙全體個案，則尚未有定論。

其他與大腦運作相關的研究，目前也呈現正反各半的結果，沒有明顯定論。但可確定的是過去醫學所認知的腦部特定部位缺損造成自閉症類群障礙的思考模式，已不再適用。

因為不視為病，需要的不是傳統治療而是支援

【「自閉症」概念的演變】

自閉症的發現與情緒障礙說

- 1943 年肯納（Leo Kanner）醫師／首次發表關於「情緒性接觸的自閉性障礙」的 11 個案例報告。
- 1944 年肯納醫師／ 發表典型的自閉症案例，「早期幼兒自閉症」。
- 1944 年亞斯伯格（Hans Asperger）醫師／於「自閉性人格違常」中，記錄未有語言遲緩的輕症案例。
- 情緒障礙說：出現自閉症為情緒問題之說法，並延伸出語言與認知障礙。
- 肯納症候群（肯納自閉症）與亞斯伯格症候群的相關爭議。

自閉症概念的大逆轉：腦部障礙說

- 1968 年盧特（ Michael Rutter）醫師／發表「語言認知障礙說」，否定當時主流的「因雙親關愛不足或錯誤養育法導致的心因性理論」，提倡腦部障礙說。
- 因腦部障礙引起語言認知障礙等問題。並延伸出社會性問題。
- 放棄亞斯伯格症候群的概念將其認定為肯納症的輕症。

引進廣泛性發展障礙的概念

- 1980 年 於 DSM-3 診斷準則中，導入「廣泛性發展障礙」的概念。

亞斯伯格症再現與定位

- 1981 年洛娜吳引（Lorna Wing）醫師，將亞斯伯格的案例從肯納氏自閉症中分離，命名為「亞斯伯格症候群」。
- 1994 年 DSM-4 診斷準則／將亞斯伯格症候群劃分至廣泛性發展障礙（PDD）下其中一個類型。
- 將「Autism（自閉症）」更名為「Autistic disorder（自閉性疾患）」。引進「自閉性疾患」的概念。

轉變為「自閉症類群障礙」

- 2000 年「自閉症類群障礙（ASD）」的概念開始普及。
- 2013 年 DSM-5 ／取消「廣泛性發展障礙（PDD）」。取消「亞斯伯格障礙」「自閉性障礙」等分類，整合為「自閉症類群障礙（ASD）」。

（編修引用自第 55 屆日本小兒保健學會（札幌，2008.9.26）「亞斯伯格症候群的理解與因應」筑波大學人間學院院長．宮本信也）

至今仍舊有人認為自閉症類群障礙是種疾病。特別是合併自閉症類群障礙與注意力不足的孩子（參考30頁），因為採用藥物治療而讓家長認定為疾病。

雖然有部分個案，因疾病而產生如自閉症類群障礙等發展障礙，但一般未合併智能障礙的發展障礙，其成因大多並非傳統所認定的疾病或腦部缺損。由於不是一般疾病所以無法以傳統的治

療改變或治癒，而是需要改善生活的社會支援。日本訂有「發展障礙者支援法」，以積極協助發展障礙者。目前施行「特殊教育」的學校與特教班也逐漸增加。

與家長的教育方式無關

自閉症類群障礙是與生俱來的特質，與教育方式好壞無關。特質不會改變，但善加引導可減輕孩子生活上的困難。

特質雖然不會改變，但能減輕孩子的成長挫折

多數自閉症類群障礙兒童的特徵是進入托兒所、幼稚園或學校等這類團體生活的環境，才被突顯出來。因為自閉症特質造成同學間的衝突，孩子經常被認定是「任性的壞孩子」或是「家長沒教好」。

不少家長並未察覺孩子與眾不同的原因源自於自閉症類群障礙的影響，因而陷入自責與煩惱，認為「自己沒把小孩教好」、或是「到底怎樣才能讓孩子和別人一樣」。

但孩子這些特質與家長的教育方式絕對無關，而是與生俱來的特性。由於這不是一般疾病，孩子身上的特質是無法透過傳統治療改變。

相對的，家長應該教導孩子透過各種生活技能來修飾和輔助缺點，以減輕生活上的「障礙」。具體引導方式可參考第二章的說明。

把特質當成個性，發展專長

自閉症類群障礙兒童的特質雖然與自閉症相似，而每個孩子的個性卻有很大的差異。徹底發掘孩子的特質，配合其特質採取因應之道，有效減少成長過程中的挫折才是最重要的。

自閉症類群障礙兒童雖然缺乏社會性和想像力，但不少個案在專注和記憶力有突出的表現。將這些特質視為孩子與生俱來的個性特徵，讓它往好的地方發展。

自閉症類群障礙❹

自閉症類群障礙是否會遺傳？

近年發現自閉症類群障礙大多可能透過遺傳造成。

孩子的特質可能分別來自父母

有不少自閉症類群障礙兒童特質或部分特質來自家族遺傳。

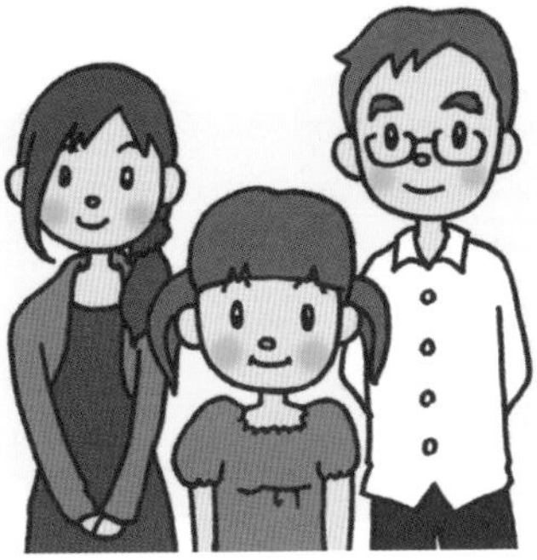

父母的特質可能會遺傳給孩子

在部分案例報告可見到「無視他人」的特質遺傳自父親，「焦慮傾向與無包容性」來自母親等。

近年隨著遺傳相關研究的發現，認為自閉症的特質可能遺傳自不同家屬。這樣的發現，顯示自閉症的特質可能只有一部分會遺傳給下一代，但嚴重程度有所不同。

然而自閉症類群障礙的成因卻不完全來自遺傳的影響。而與基因的關係、遺傳性等相關範疇未釐清的部分仍相當多，也有待往後的研究。

過半個案未合併智能遲緩

自閉症類群障礙的發生率約占總人口１％，大約１００人中有１人，其中男女比例為４比１，男性個案數較多。

過去認為自閉症類群障礙約四分之三併有智能遲緩問題，目前則是持相反的認知，認定未合併智能遲緩者為大多數。

沒有智能遲緩的自閉症障礙者在年幼期也許曾有語言遲緩問題，但絕大多數隨著年齡增加，語言遲緩問題也會跟著消失。

自閉症
類群障礙 5

自閉症類群障礙的孩子有何特質？

自閉症類群障礙兒童有幾項代表性的特質。

「人際關係」與「社會溝通」問題

英國的兒童精神科醫師羅娜吳引（Lorna Wing）提出，將擁有自閉症特徵的人全部納入自閉症類群障礙（ASD）架構下的想法。

羅娜吳引醫師指出，自閉症類群障礙兒童所擁有的特徵包括：

①社會性互動障礙
（社交困難）
②社會性溝通障礙
（不擅溝通）
③想像力及思考彈性障礙
（缺乏應用能力、固執、無法替換）

因此被稱為「三重障礙」，也是近年的診斷依據。

除此之外，「對感覺刺激的過高或過低的反應性」或「手腳不靈活」等，都是自閉症類群障礙兒童的特徵。目前的診斷準則（DSM-5）將三大特徵改為二大特徵：

①在多重情境中持續有社交溝通、人際互動問題。
②侷限重複的行為興趣，及感官知覺問題。

幼兒時期符合上述特徵並造成生活上的困難與障礙時，經專科醫師診斷，將判定為自閉症類群障礙（參考37頁）。

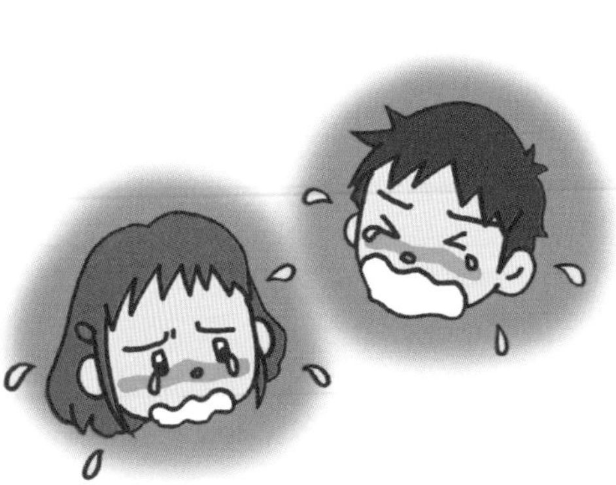

【自閉症概念的變革】

自閉症類群障礙的特性，簡單來說就是「自我中心」。根據羅娜吳引醫師的分類，將自閉症類群障礙分為下列三種類型。

① 孤獨型	活在自己的世界，不與他人接觸。
② 主動但乖異型	積極與人交談，但無視對方的情緒。與人交往卻對別人的反應不感興趣。
③ 被動型	回應別人的互動，但不主動與他人交流。問題不大，容易被社會接納。

過去對自閉症的印象多半屬於第一種不與人往來的孤獨型。近年普遍認知轉變為二、三類型。會與人交談，和朋友玩，但無視對方的情緒和狀況。

第三類被動型雖有自閉症特質，但不造成生活問題，因此不構成「障礙」，多半不被診斷為自閉症。

自閉症認知變化

過去對自閉症的認知

- 沒有眼神交會
- 叫名字也不回應
- 語言遲緩，鸚鵡式仿說
- 難以對話，多自言自語
- 無法接受語言指示
- 不和朋友玩
- 在家也只喜歡一個人玩
- 固執

※3/4 個案合併智能障礙。

現在的認知

多數自閉症類群障礙兒童能對話，也和朋友玩，參與集團行動。但「參與方式」上會無視別人的情緒和狀況。

第 55 屆日本小兒保健學會（札幌 2008.9.26）「亞斯伯格症候群之理解與因應」
筑波大學人類學院院長宮本信也

【三重障礙】

羅娜吳引醫師認為自閉症類群障礙可分為三大特徵。這也成為一直以來診斷自閉症類群障礙的判讀準則。

	特徵	優點
❶ 社會性互動障礙（社交）	• 不擅社交 • 無法解讀他人情緒，容易造成磨擦 • 無法融入團體	• 一個人也不會覺得寂寞 • 確實遵守規則
❷ 社會性溝通障礙（不擅溝通）	• 不擅溝通 • 說話兜圈子	• 喜歡用正確的字 • 正確掌握數量
❸ 想像力及思考彈性障礙（缺乏應用能力、固執、無法替換）	• 缺乏想像力，討厭變化 • 無法理解看不到的事物 • 興趣與關心的事物狹隘	• 不破壞規則保持秩序 • 看到知識性或結構性圖片或照片能馬上理解 • 對有興趣的事物高度專注

自閉症類群障礙的代表性特徵

舉幾個代表性的例子來說明自閉症類群障礙的特質。

1

【人際關係與溝通特徵】

我行我素不擅溝通

人際關係特質

- 鮮少與人眼神交會。
- 叫名字也沒有回應。
- 不會模仿人。
- 不玩辦家家酒。
- 不玩角色扮演遊戲，即使玩也一直是同個角色。
- 不會看人臉色。
- 無法與人有情感共鳴。
- 不在乎別人的心情、場合，我行我素，引人注目。
- 自我主張強烈，只顧做自己的事。
- 被別人認為自私自利又任性。
- 和別人玩、說話也無視對方的情緒。

溝通和語言特徵

- 想到什麼說什麼。
- 對詞彙意義的認知侷限且固定，無法理解其他意思。
- 別人說的話只理解表面的意思。
- 聽不懂玩笑和諷刺。
- 難以理解代名詞。
- 無法理解比喻。
- 跟別人搭不上話。
- 沒有語言遲緩問題，學得很快，喜歡用艱深詞彙和英文表現。

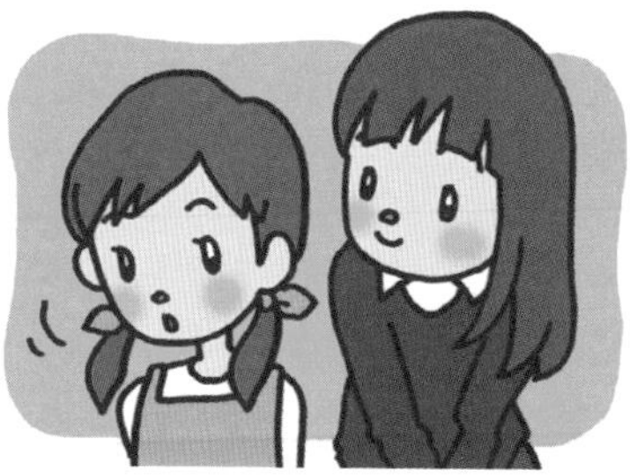

【思考與行為特徵】

缺乏彈性、喜歡重複、討厭變化

- 重複動作，如：手甩來甩去。
- 重複別人說的話（鸚鵡式仿說）。
- 很難想像眼前沒有的東西。
- 「今天和昨天一樣沒有變」就會感到開心。
- 對習慣異常堅持。
- 堅持東西用一樣方式擺放在同樣的位置，有點小改變馬上會發現。
- 喜歡同樣的食物和同一件衣服。
- 執著於既定的回家路線和做事順序。
- 對小小的變化和計畫變更感到痛苦。
- 突然改變計畫，就會情緒失控。
- 對特定的聲音和觸覺很敏感。
- 討厭音量大和不協調的聲音。
- 對氣味和口味有偏執。
- 手腳不靈活。

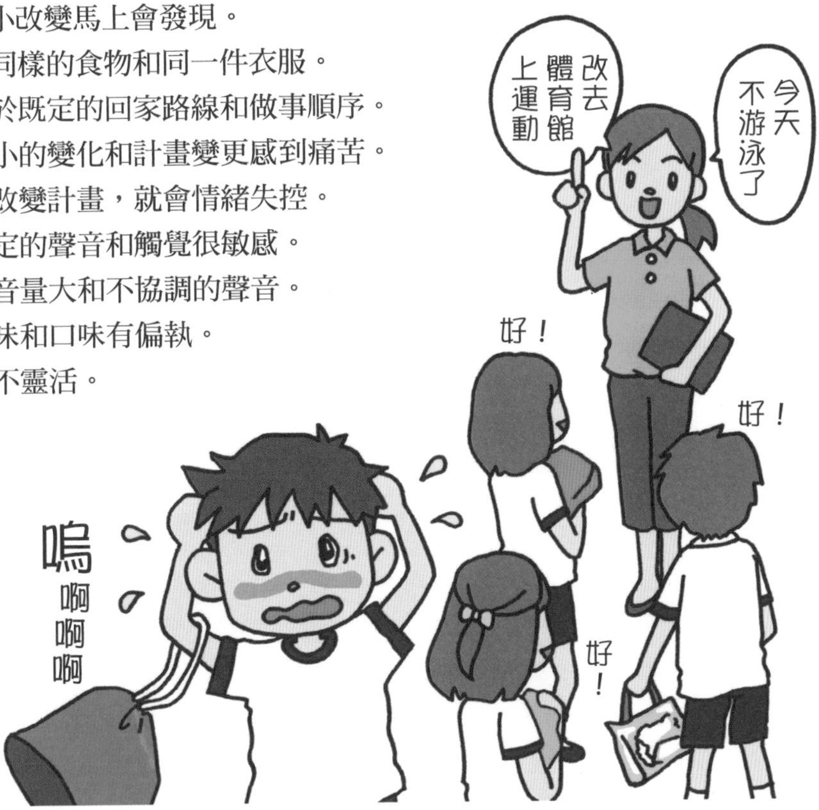
今天不游泳了
改去體育館上運動
好！
好！
好！
嗚啊啊啊

（以上例舉只是代表性例子，並非所有自閉症類群障礙的孩子都有相同症狀。自閉症類群障礙兒童的特徵，因人而異。）

自閉症類群障礙 7

自閉症類群障礙特質3歲左右開始顯現

自閉症類群障礙的特質大約3歲左右顯現，也有個案成年前都未察覺。應儘早發現盡早接受適當引導。

特質通常在3歲前出現

一般自閉症類群障礙的症狀約在3歲左右會顯現出來。雖然每個人語言學習速度略有不同，但一般在2歲左右會說：「爸爸，來了」、「媽媽，想要」之類用二個字構成的「疊字」。

過了二歲還不會說話，也不會說疊字，這類語言遲緩的狀況，家長多半會察覺到孩子可能患有某種發展障礙。但不少自閉症類群障礙兒童不但會說話，部分能力還比一般孩子高，若只觀察語言的發展，很容易忽略自閉症類群障礙的徵兆。

如果有這些症狀……

嬰兒期開始抱起來也沒有眼神交會，長時間一個人放在房間也不哭鬧，或是不喜歡跟朋友玩而喜歡自己玩，會講話但話搭不起來。如果孩子有這些徵兆，請在3歲幼兒健檢時向保健師或小兒科醫師諮詢。有時1歲半和3歲兒童在健檢可以發現某些發展問題。

最近因為少子化的影響，孩子沒有兄弟姊妹，也不跟鄰居往來，家長沒察覺孩子有發展障礙的個案逐漸增多。只要沒有智能問題，要在家裡發現自閉症症狀變得十分困難，有時接受幼兒健檢也會有遺漏。

這樣的情況下，讓孩子進入托兒所或幼稚園開始過團體生活，就會變成早期發現的機會。觀察孩子是否跟其他的小孩一起玩，是否能不吵架順利溝通，這些都能看出人際關係和社交特質。請將上列表單作為參考，觀察孩子的狀況。

【人際關係與社交特質的觀察重點】

檢測孩子在人際關係與社交方面是否有下列傾向

各年齡確認項目

0-3 歲

- □ 自己一個人也不哭鬧
- □ 逗他也不會笑
- □ 不會黏著父母
- □ 不會模仿父母
- □ 指東西給他看也不感興趣
- □ 不會四目交會
- □ 呼喊名字也不回應

3-5 歲

- □ 大多都一個人玩
- □ 不喜歡「角色扮演遊戲」
- □ 不給朋友看自己的玩具
- □ 強烈主張玩自己想玩的遊戲
- □ 有很多堅持和規則

學童期

- □ 我行我素惹人注目
- □ 和朋友玩到一半，被別的事吸引就突然跑掉
- □ 不會為別人設想，考量情況
- □ 想到什麼說什麼
- □ 對發表會和運動會的練習項目很不拿手
- □ 只顧著自己講話

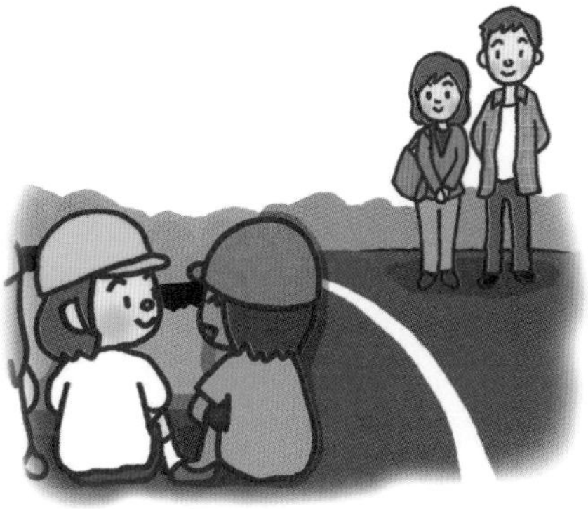

自閉症類群障礙 8

到成年後都未察覺有自閉症類群障礙

沒有語言遲緩的部分個案甚至到成年也未必察覺問題。因而導致心理疾病，或影響婚姻生活。

早期發現能減輕成長挫折

近年成人診斷患有自閉症類群障礙的人增加不少。

因為繭居、憂鬱和飲食障礙到精神科就醫的患者中，不少被發現患有發展性障礙。根據調查，到精神科就醫的就診者中，近七成疑似有某種發展障礙。

這樣的人大多數沒有智能發展和語言遲緩問題，家人和周遭的人完全沒察覺本人是自閉症類群障礙症。但因為溝通問題從小被誤會是「自私任性」或「不主動」，甚至遭受霸凌的人也不在少數，他們都覺得「活著很辛苦」。

另一種情況是在本人和家人都沒察覺的情況下成年，直到婚後和配偶一起生活，才顯現出無法包容的偏執和不會看狀況的特性，與配偶難以溝通或責備對方，導致婚姻失和。

近期有不少自閉症類群障礙患者的家屬來求診。因為無法與對方建立相互的情感連結而陷入憂鬱和喪失自信，這種狀況被稱為「卡珊德拉症候群（Cassandra Syndrome）」，這樣的夫妻急需外在的協助。

如此可看出年輕時，若未發覺自閉症類群障礙特質，對生活將有巨大的影響。

為了預防將來可能發生的問題，若察覺3歲的孩子「有哪裡怪怪的」，就該儘早諮詢專業人士。即早發現並施與適當的引導，不但能減輕本人的痛苦，也能減少與身邊人的摩擦。

【到成年都未察覺患有自閉症類群障礙……】

結婚後造成夫妻關係失和

- 強迫家人遵守自訂的規則：如做事順序和調味方式。
- 聽不懂「大概」、「差不多」，所有的事物如果不具體說出數量就生氣。
- 不喜歡變化，東西只要放不同位置就會不高興，甚至吵架。
- 對聲音和氣味敏感，家人聽的音樂、看的電視節目和使用的化妝品、洗髮精不合他的意，就會起衝突。
- 不會察言觀色，講話過於直接易傷人。
- 不會看場合說話、不聽人家講話，講了也沒反應，導致家人對話減少，氣氛灰暗。

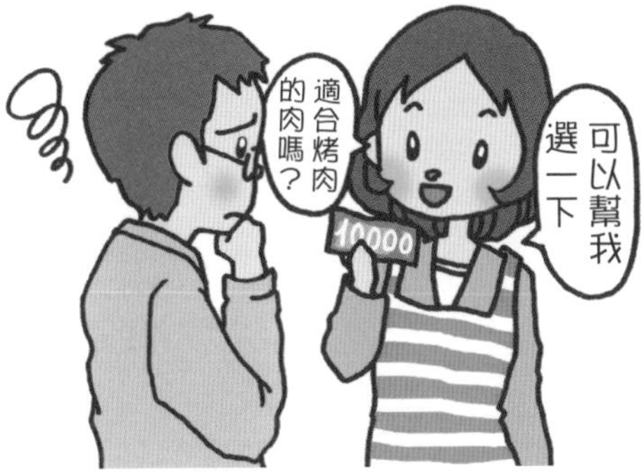

職場

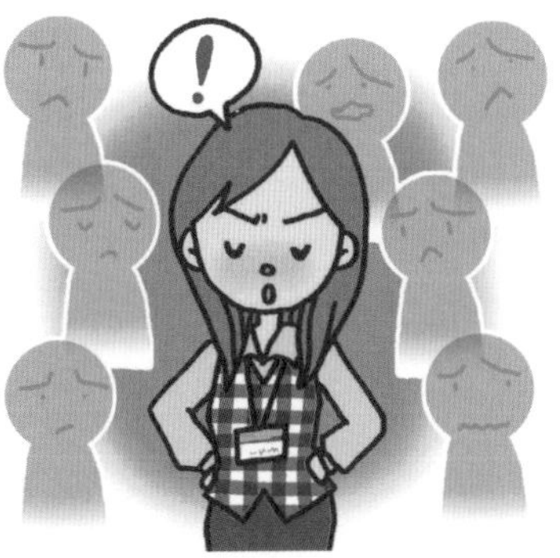

- 和上司、同事與客戶無法溝通，造成問題。
- 主張自己的意見才是對的，不聽其他人的話
- 面對行程變更，無法臨機應變。

自閉症類群障礙 9

本人承受莫大痛苦

擁有自閉症類群障礙特質的孩子，在成長過程中所承受的壓力超乎想像。瞭解孩子的特質以減少成長過程中的挫折感。

語言理解上的偏執

語言上的特質是自閉症類群障礙兒童最大的壓力來源。他們對語言的理解侷限在個人認定的範圍內。例如在動物園中，母親對孩子說：「兔子好可愛！」孩子會因此認定可愛動物就是兔子。

往後別人如果說：「這隻貓好可愛。」認定可愛＝兔子的孩子會感到困惑，告訴別人：「耳朵長得不一樣！」讓對方覺得莫名奇妙。但對本人的想法而言，「可愛的是兔子。這是貓不是兔子。所以說牠可愛太奇怪了。而且貓和兔子的耳朵明明長得不一樣。」孩子無法理解為什麼別人聽不懂自己的話，而感到生氣。

其實這種例子也會發生在一般2到3歲的兒童身上。一般發展（沒有發展障礙的一般人）的孩子，也會因為幼兒體驗貧乏，無法切換不同的觀點。

自閉症類群障礙兒童即使到了學齡期，仍舊像幼兒般只擁有自己一種單一觀點，無法理解話語中的廣泛涵義。

無法理解簡稱與集合名詞

即使孩子很會說話也有很多講不通的時候。這些特別的孩子不會「看場合」或無法推理，經常要「看到才知道」，可是又聽不懂略稱。很像我們聽外語只能抓住少部分的單字，其他都聽不懂一樣。

此外代名詞對他們也很困難。舉一個小學五年級學生的例子來說，老師告訴同學：「實驗結束後把器材放在那裡就好。」孩子問老師：「老師，那裡是哪裡？」孩子無法理解所謂「那裡」到底是指什麼。即使是智力完全正常的高中生，也會因為自閉症類群障礙的特質，發生一樣的狀況。

自閉症類群障礙的孩子很難告訴別人自己對集合名詞的定義。即使用了同一個字，孩子和他人有時對字義會有不同的認定，在彼此沒有察覺的情形下，經常導致話搭不起來或引起誤解，孩子不知原因為何，自然會感到十分焦慮。就像住在外國一樣，無形中造成莫大的壓力。

因此自閉症類群障礙兒童因為語言問題，總是無法融入周遭的世界而感到挫折。

為了減輕他們的壓力和挫折感，需要周遭的包容與支持。家長可帶孩子到不同的地方，多看和多聽不同的東西，增加體驗來拓展他的世界。再者，請協助孩子發掘他的興趣。這些體驗不但能增進語言能力與社交能力，同時結合樂趣。擁有興趣到了青春期才能增加社交的機會。

面對自閉症類群障礙兒童的注意事項

小心用字

- 清楚說出主詞和受詞，具體說明不省略
- 代名詞和指定名詞一起說
- 使用肯定用語
- 避免命令和大聲說話
- 找關鍵字

說明狀況和行程

- 具體說明情況
- 具體說明行程計畫

準備說明圖卡

- 視覺圖卡（看得見不會消失的說明圖）

第 55 屆日本小兒保健學會
（札幌 2008.9.26）

「亞斯伯格症候群之理解與因應」
筑波大學人類學院院長．宮本信也

如何診斷自閉症類群障礙？

在短短的就診時間內，難以判讀孩子所有的問題，家長應記錄孩子日常生活狀態與醫師討論。

以和孩子的對話與家長的觀察為診斷方式

自閉症類群障礙的診斷方式與一般的疾病不同，主要以觀察孩子的行為、與孩子對話以及家長日常的觀察為主要判讀依據。

醫師最想看孩子被呼喚是否有回應，會講多少話，講些什麼，以及如何與母親及他人溝通。透過觀察，藉以判讀是否有符合自閉症類群障礙診斷準則的語言特性或社會性。

若有智能障礙的狀況會進行身體檢查、血液檢驗、腦波檢測。若沒有智能障礙則不會在初診進行上述檢查，而是往後的複診時再行檢查。

雖然各醫院與醫師有不同的檢測方式，但自閉症類群障礙症的檢測約有下述幾種。

發展檢測

◎學前兒童發展檢核表

評估姿勢、運動、認知、適應、語言、社會發展狀況。在幼兒期無法進行智力測驗時，以該量表評估個案。

智能檢測

以下三種量表可評估智能、認知能力和偏差程度，有助理解自閉症類群障礙兒童擅長與不擅長的部分。

◎魏式兒童智力量表（WISC-IV）

分別評估整體智商、語言智商和知覺推理、工作記憶、處理速度指數。這些是自閉症類群障礙必須接受的評估檢測。幼兒個案以幼兒版本的WPPSI智能檢測評估。

◎考夫曼兒童評鑑組合（KABC 智力量表）

問題解決辦法（認知處理特徵）評估同時處理和順序處理能力，可理解孩子適合的學習模式，有助獲取教育與指導所需資訊。

◎DN-CAS 認知評量系統

評估同時處理與順序處理的認知處理特質、注意力與計畫能力。

其他檢測

◎心智理論問題

評估理解他人心理狀態的能力（稱為心智理論）。自閉症類群障礙者多半有這項發展遲緩問題。

◎自閉症篩選問卷調查（ASQ）

評估自閉症類群障礙之社交行為、溝通行為、刻板行為問卷。

◎廣泛性發展障礙：自閉症暨智能障礙者量表

將自閉症類群障礙的特徵分為：社交行為、溝通行為、固著行為、刻板、困難性、過敏性六大面相個別評估。

醫療機關就診需知

自閉症類群障礙的特質每個人皆有差異，程度強弱也不盡相同。自閉症特質強烈的孩子約在 3 歲左右會顯現出來。程度輕微者，3 歲後也不一定會被發現。

最近發展障礙較為人所知，不少個案在 3 歲健康檢查前，已到醫院接受檢查。若沒有智能發展遲緩或語言遲緩問題，診斷上有其難度，由診斷經驗豐富的專科醫師評估較好（諮詢方式參考 43 頁）。

大型醫院就診人數多，有時初診需要排上三到四個月不等。許多家長會在這段期間收集各項資訊。也有媽媽認為：「因為已經有心理準備，當確診為自閉症類群障礙時能更坦然接受」。

自閉症類群障礙症等各種發展障礙若能及早發現，能減輕患者本人的壓力，並及早獲得配合其特質的引導與支援。

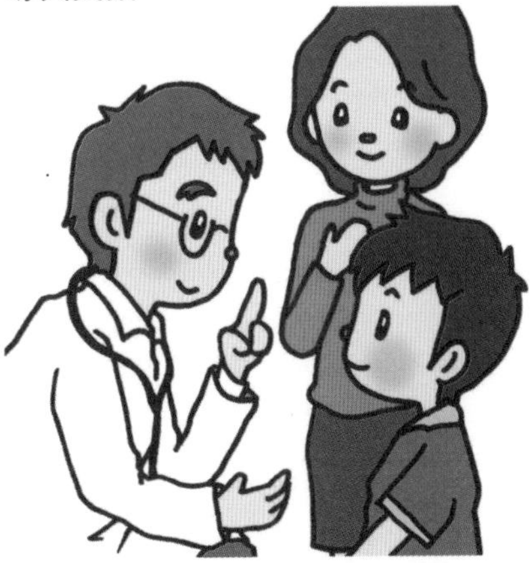

國際診斷準則「DSM-5」

目前國際通行的自閉症類群障礙診斷標準，使用來自美國精神醫學會的「DSM-5」。美國精神醫學會定期修改精神疾病的分類與診斷準則，並出版成《精神疾病診斷準則手冊》，簡稱「DSM」。二〇一三年將出版19年之久的「DMS-4」做部分修定後出版「DMS-5」，其中發展障礙相關範圍有大幅度的變更。作為另一診斷準則的「ICD-10」則是由WHO（世界衛生組織）發行，該項診斷準則也於二〇一七年推出新版的「ICD-11」，其實內容與「DSM-5」大致相同。

已於前面提及的「DSM-4」將擁有自閉症特質的狀態整合稱為「廣泛性發展障礙（PDD）」，其中再將不同的自閉症特徵逐一分類命名，如「自閉症」、「亞斯伯格症（亞斯伯格障礙）」。

這些修定結果讓「亞斯伯格症」這個名詞廣為人知。但到了「DSM-5」卻將PDD這個概念，以及「自閉症」、「亞斯伯格症」等分類取消，統一命名為「自閉症類群障礙／自閉類群症（Autism Spectrum Disorder：ASD）」。

過去被確診為「亞斯伯格症」或「自閉症」的人，其診斷名稱將被認定成「自閉症類群障礙」。

醫療相關人員多簡稱該症為「ASD」。

此外，「發展障礙」、「自閉症類群障礙」中的「障礙」來自英語的disorder。由於「障礙」一詞長期使用至今，容易遭受誤解，其障礙並非為身心上的問題，而是指在社會生活參與上的障礙。

【自閉症類群障礙症／自閉症類群障礙(ASD)的診斷準則】

(DSDM-5，2013)

A **在多重情境中持續有社交溝通及社交互動的缺損，於現在或過去病史，曾有下列表徵（範例為例舉，非為詳盡範例）：**

(1) 社交－情緒相互性缺損。包含範圍如：從異常的社交接觸及無法正常有來有往的會話交談，到興趣、情緒或情感分享的不足，以及無法引發社交互動或有所反應。

(2) 社交用的非口語溝通行為缺損，包含範圍如：從語言及非語言溝通整合不良，到眼神接觸及肢體語言異常，或理解及運用手勢的缺損，及完全缺乏臉部表情及非口語溝通。

(3) 發展與維繫關係的能力缺損，包含範圍如：從調整行為以符合不同社會情境的困難、分享想像性遊戲或交友困難，到對同儕缺乏興趣。

B **侷限、重複的行為、興趣或活動模式，於現在或過去至少有下列二種表徵（範例為舉例，非為詳盡範例）：**

(1) 刻板的或重複的動作、使用物品或語言（例如：簡單、刻板的動作、排列玩具或翻彈東西、仿說、奇異語詞）。

(2) 堅持千篇一律，對慣例死板的執行，儀式化的口語或非口語行為（例如：對微小的變化感覺極端沮喪、在面臨情境轉換的調節上有困難、僵化的思考模式、問候或打招呼的儀式化行為、每天走固定路線或吃相同食物）。

(3) 高度侷限、固定的興趣，且強度或焦點異於常態（例如：強烈依戀或全神貫注不尋常的物品、過度侷限或持續重覆的興趣）。

(4) 對感覺刺激反應過高或過低，及／或有著不尋常的興趣（例如：明顯對疼痛／溫度的反應淡漠、對特定的聲音或材質有不良反應、過度聞或觸摸物品、對光線或動作有視覺刺激的著迷）。

續接下頁▼

【自閉症類群障礙症／自閉症類群障礙（ASD）的診斷準則】

C 症狀必須在發展早期階段就存在（但是直到社交需求超過有限能力前，可能不會完全顯現，或是可能被後來生活中習得的策略所掩飾）。

D 症狀引起臨床上顯著的社交、職業或其他重要領域方面的功能減損。

E 這些困擾無法以智能不足（智能發展障礙症）或整體發展遲緩做更好的解釋。智能不足與自閉症類群障礙症常並存，在做出智能不足與自閉症類群障礙症的共病診斷時，社交溝通能力必須低於被預期的整體發展程度。

註：經診斷為罹患 DSM-4 中的自閉症、亞斯伯格症（Asperger's disorder）或其他未註明的廣泛性發展障礙症者，皆應給予自閉症類群障礙症的診斷。有明顯的社交溝通缺陷，但症狀不符自閉症類群障礙準則者，應進行社交（語用）溝通障礙症方面的評估。

（參考引用自台灣精神醫學會審譯《DSM-5 精神疾病診斷準則手冊》）

【DSM-4 → DSM-5 的變革】

DSM-IV（廣泛性發展障礙 PDD）

自閉症符合 A、B、C 三點

◆ A 社交互動上有質的缺損，特別是與人互動有質的缺陷。

◆ B 溝通上有質的缺損。

· 言語遲緩、溝通問題。

· 刻板、重複的語言、缺乏適合其發展水準的變化遊戲

◆ C 有限的重複性和刻板樣式的行為、興趣和活動。

· 問題出現年齡 3 歲以前

亞斯伯格障礙（亞斯伯格症）

◆不符合 B 項目。

待分類的廣泛性發展障礙

◆不符合 A 或 C 某一項目。

DSM-5（自閉症類群障礙 ASD）

符合 A 與 B 兩個項目

◆ A 與人在多重情境中持續有社交溝通、人際互動問題。

◆ B 侷限重複行為及興趣。

◆問題顯現年齡 兒童早期

· 可能因周遭的要求水準不同變為兒童後期。

· 可能因學習措置方式不同而不再符合診斷準則。

自閉症類群障礙 12

是否有自閉症類群障礙所合併的發展障礙？

不少自閉症類群障礙特質的孩子，併有注意力不足等其他發展障礙，但程度因人有極大差異。

六成合併注意力不足過動症（ADHD）

注意力不足過動症（ADHD）是經常與自閉症類群障礙合併發生的發展性障礙。

注意力不集中過動症的二大特質，①注意力不集中（粗心、缺乏注意力、忘東忘西、常掉東西）②過動、衝動，在7歲前有數種症狀存在，造成日常生活障礙。

過去沒有語言問題，但有過動特質的孩子，不被認定是為自閉症類群障礙。現在發現有不少個案都併有自閉症類群障礙與注意力不集中過動症（ADHD）。特別是到醫療機構作自閉症類群障礙診斷的個案，不少都是兩者合併存在。

即使幼年時期（小學前）因為過動症特徵明顯被診斷為過動症，到青春期前後還是有可能被診斷出自閉症類群障礙的特質。

依據過去的診斷準則（DSM-4），亞斯伯格症確診後不會另記注意力不足過動症，新的診斷準則（DSM-5）則會將兩者合併記錄。

可能有文字或數學的學習障礙

自閉症類群障礙中，部分個案有學習障礙（LD），如國字的書寫困難、英語的拼字困難以及計算障礙。自閉症類群障礙個案在學習上的問題很容易被忽略，這是值得家長注意的部分。

此外，口語表達的問題和缺乏想像力等相關特質，則是屬於自閉症類群障礙的特性，不能歸類為學習障礙。

【常與自閉症類群障礙併發的發展障礙】

1 身體面	抽搐症、單純性肥胖、神經性厭食症
2 發展面	注意力不足過動症（ADHD）、動作協調障礙（手腳不靈活）、特定學習障礙（國字書寫與英語拼字困難）
3 行為面	對聲音焦慮（害怕噪音）、情緒失控、被害者言行、暴力、行為障礙
4 精神面	適應障礙（拒絕上學）、強迫症、情緒障礙、被害意識、被害妄想、幻想

自閉症類群障礙易有的行為與精神面問題

- 行為障礙
- 排泄行為問題
- 意圖性失禁、遺糞、玩糞
- 飲食行為問題
- 偏食、拒食、神經性厭食症
- 破壞性行為障礙
- 反抗挑戰性障礙、行為障礙
- 人格形成問題
- 壓力相關障礙
- 急性壓力症、適應障礙、創傷後壓力症候群
- 精神官能症
- 強迫症、不安
- 感情障礙
- 被害疑慮、被害妄想、幻覺（幻聽）

55 屆日本小兒保健學會（札幌、2008.9.26）
「亞斯伯格症候群的理解與因應」筑波大學
人間學院院長．宮本信也

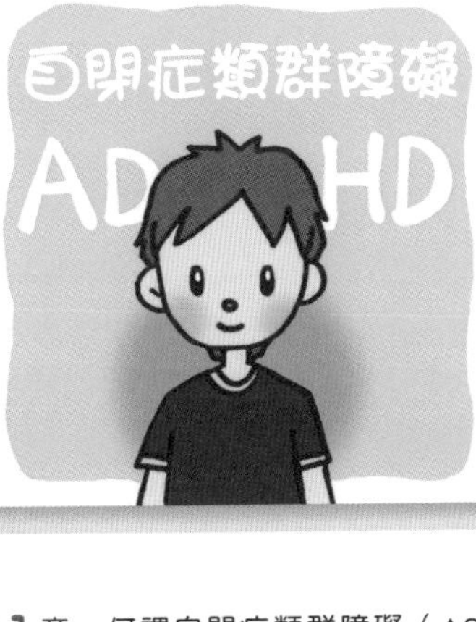

ADHD 的藥物治療

自閉症類群障礙原則上不投以藥物治療。但合併注意力不足過動症（ADHD），且過動症特徵強烈時，會依狀況投以抑制的藥物。

自閉症類群障礙的支援與資源

若懷疑孩子有自閉症類群障礙傾向，應盡早諮詢兒童青少年精神科、小兒神經科、小兒科醫生。

若察覺孩子有自閉症類群障礙特徵，應盡快與醫療機構、衛生單位、輔導機構諮詢。想要醫療單位診斷自閉症類群障礙或注意力不足過動症（ADHD），可直接與兒童青少年精神科、小兒神經科，以及專攻發展障礙的小兒科醫生聯繫。此外也可向各縣市政府的兒童發展中心詢問。住家附近沒有大型醫院，或不想在醫院診斷時，可以在孩子7歲前的7次免費健檢，及入學前健檢等機會，向健檢醫生諮詢。或從這些健檢找出發展障礙問題之可能。

在台灣制度不同，最正確有效的方法是直接找有經驗的兒童青少年精神專科醫師作診斷，台灣兒童青少年精神醫學會官網載有醫師名單，可依名單向各地醫院就醫（網址：http://www.tscap.org.tw/TW/Retail/ugC_Retail.asp）。在有兒童青少年精神專科醫師且由國健署或各地衛生局所委託的「兒童發展聯合評估中心」就醫，可同時完成各方面評估及正確診斷。

各地方政府也設有早期療育單位，可提供包括：學齡前自閉症類群障礙等各種發展障礙者與其家屬的相關諮商、指導與建議。接受匿名諮商，可放心前往。發展障礙支援中心在各地提供的服務對象皆有不同，部分中心只針對青年以下的兒童為協助對象，前往前務必以電話或網路確認。

（審定註：在台灣學齡兒童及初高中青少年，請直接尋找兒童青少年精神專科醫師做診斷。）

第一次帶孩子到醫院論誰都會感到焦慮，試著把孩子生活上令人不安的部分告訴醫生，放鬆心情接受診斷。就醫前可以準備孩子生活狀態的資料和筆記提供醫生參考。

【可洽詢自閉症類群障礙相關資訊的單位】

（審定註：在台灣較適合直接先接洽醫療單位做診斷。）

兒童福利中心

各縣市皆有設置。18 歲以下兒童與青少年的相關問題皆可諮詢。提供服務廣泛，包含教育、生活方面、兒童發展狀況與障礙等各種煩惱的協助與資訊提供。

早期療育中心

協助發展障礙者的專門機構。與衛生、醫療、社福、教育、勞動等相關單位皆有聯繫。可提供發展障礙者（兒）與其家屬各種諮商、指導與建議。

衛生與醫療機構

各地的衛生所都可詢問兒童發展問題。包含嬰幼兒時期，學童期的問題都可諮商。醫療單位可選擇小兒神經科或兒童精神科就診。住家附近沒有專科醫院時，可先向親近的小兒科醫生詢問。

【醫院和相關單位需要的資料】

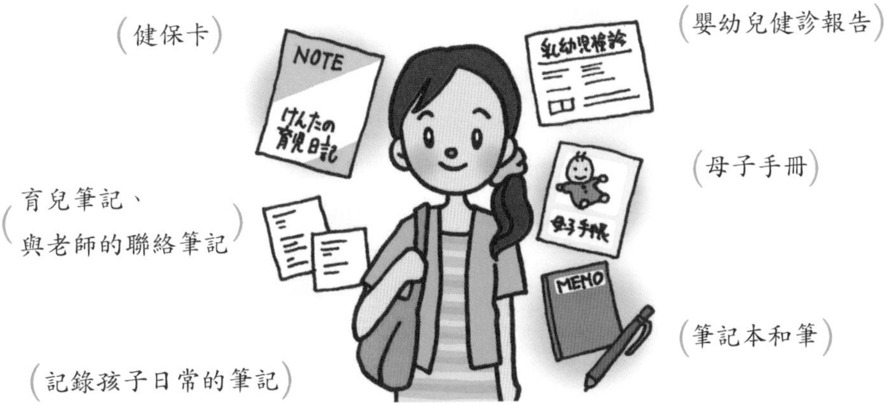
健保卡
嬰幼兒健診報告
NOTE
けんたの育児日記
乳幼児検診
母子手册
母子手帳
育兒筆記、
與老師的聯絡筆記
MEMO
筆記本和筆
記錄孩子日常的筆記

若有常看診的小兒科醫生開的轉介信也可一併攜帶。

Column

專欄

「亞斯伯格症」與「自閉症」的分類已被取消，整合為「自閉症類群障礙」

自閉症類群障礙在不同人身上呈現不同的特質，且有著極大的差異。診斷上多半以是否有社交溝通及社交互動問題作為判斷標準。

自閉性特徵較重的孩子，連別人呼喚名字也不會回應或者不說話。特徵較輕者會自己向親友搭話，試圖建立人際關係。即使是特徵輕微者也會有重複、不聽別人講話而自言自語的行為。為了區別特質的相異性，過去區分出「自閉症」、「亞斯伯格症」等幾種發展障礙類型。

積極支援比分類更重要

部分個案隨著成長會出現不同特質。確診時完全不會說話，但到了某個時期突然開始說話，被搭話也會回應。幼兒期看起來像典型「自閉症」，到了青春期則轉變為沒有語言遲緩問題的「亞斯伯格症」。此外，沒有智能遲緩的個案被歸類為「高功能自閉症」，但在智能認定標準（智商70～84）也有討論的空間。再者「高功能自閉症」與「亞斯伯格症」非常相似，是否有必要加以區別也有不少議論。

這些自閉症的特質並不會因為分類而有所不同，而是呈現如光譜般程度上的輕重，因而被稱為「自閉症類群障礙」（基因變異而產生的雷特氏症除外）。這個想法是由英國兒童精神科羅娜吳引醫師（Lorna Wing）所提倡，近年廣泛為世界各地接受。現今廣泛性發展障礙不再加以分型，則以「自閉症類群障礙（自閉症類群障礙症）」作為統一診斷名稱。

與其去區分自閉症特徵的孩子該歸類在「自閉症」或是「亞斯伯格症」，去察覺同樣擁有社交與溝通障礙的孩子們，分別有哪些特質，例如：孩子是否有智能遲緩或語言遲緩問題等，針對這些特質給予相應的支持，這才是最佳途徑。

第2章

自閉症類群障礙的孩子有什麼特質？

自閉症類群障礙的孩子其特質容易讓人產生誤解或招惹紛爭。本章將介紹自閉症類群障礙獨有的特性。

基本特質❶

難以維持人際關係

大部分自閉症類群障礙兒童不擅社交，難以維持人際關係。

嬰兒時期情感起伏平淡

自閉症類群障礙兒童在嬰兒時期就不太哭鬧，也不會跟在母親後面，大部分是那個「不太需要費心照顧」的乖孩子。

到了三歲左右的活潑時期，也不太與父母或同年齡的幼兒玩耍，比較傾向自己遊戲。放著一個人也不哭不鬧好幾個小時都不會感到害怕。

給他各種玩具時只玩特定的玩具或物品，能重複玩好幾個小時。

不管是雙親或爺爺、奶奶買孩子喜歡的玩具給他，孩子也不會顯露討好對方的表情或行為。

到托兒所或幼稚園後經常不遵守規定或與同儕發生爭吵，無法順利建立人際關係。

對人的感情與興趣薄弱

自閉症類群障礙的孩子對人的興趣與感情很薄弱，包括對父母也一樣。

本能上該產生的情緒如：「可以幫媽媽做家事好開心」、「想跟同學合作」等，他們無法理解這樣的感覺。

一旦談論自己感興趣的事物時，與他人溝通又像一般的孩子一樣。

但是我行我素的行為終究難以維持人際關係。

【人際關係特質】

1 連爸媽也無法對視

可能完全無法與人四目交會，或是交會後馬上撇開，也有部分個案沒有這項問題。

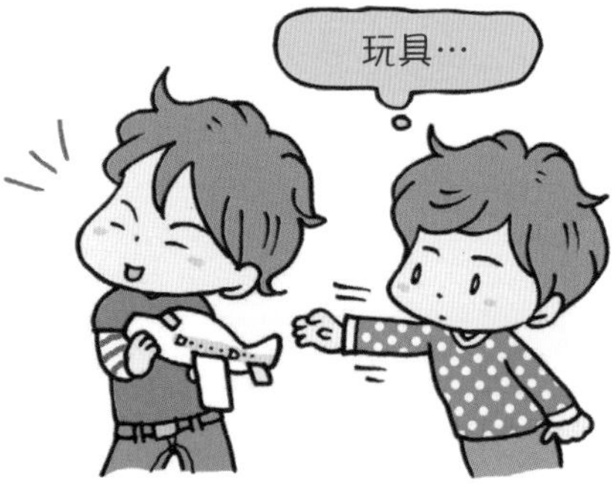

2 無法體會別人的情緒反應

無法產生情緒共鳴，即使對他指著小狗說：「小狗好可愛喔！」也不會有任何反應。

3 不喜歡被抱或觸碰

皮膚觸覺敏感的孩子被摸頭或擁抱會感到不舒服，被擁抱會掙扎反抗。

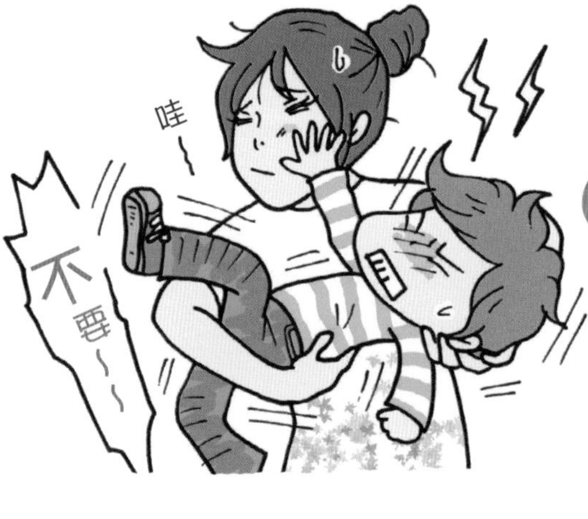

4 對物品比對人感興趣

不想跟別人玩，只對別人的玩具感興趣。

5 不會分享自己喜歡的東西

自己喜歡的玩具不會與其他小孩分享或跟他們一起玩。大多自己一個人玩。

6 即使與人交流但關係很難維持

無法解讀他人情緒和氣氛，也無法根據時間、地點、場合行動，因此難以維持人際關係。

基本特質❷

自顧自地講自己想說的事

即使是沒有語言障礙的自閉症類群障礙，也很難與人對話或聽別人說話，多數個案只顧著自己想講的事。

不聽別人講話 並非任性或自我中心

自閉症類群障礙的特質之一是對人的興趣與關心很薄弱。常只專注於自己感興趣的事物，除此之外都毫無興趣。

例如開始講卡通節目的內容就會完全停不下來。而且很討厭被別人制止，即使別人叫他停下來，孩子還是會繼續。

這種只專注在一件事情的講話方式，就是「欠缺溝通意圖」的一種特徵。

正因為這種特質，在學校開始上課嘴巴也停不下來，或是完全不理會老師和同學說話而遭到孤立。當事人一點也不認為是自己任性不合群，因此家長必須告訴他什麼時間可以說話，什麼時候要做別的事，還有配合別人的重要性。

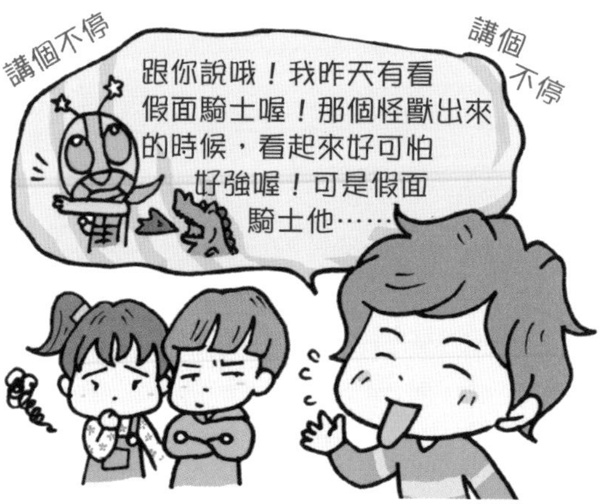
講個不停
講個不停
跟你說哦！我昨天有看假面騎士喔！那個怪獸出來的時候，看起來好可怕好強喔！可是假面騎士他……
講到自己喜歡的動畫就停不下來

【容易造成問題的特質】

不在乎別人

不聽玩伴說話

不關心父母或玩伴的反應，無法察覺對方沒在聽或想變換話題，而導致糾紛與磨擦。

無法接話

無法觀察對方說話的情緒並選擇適當的語彙接話，常被晾在一旁。

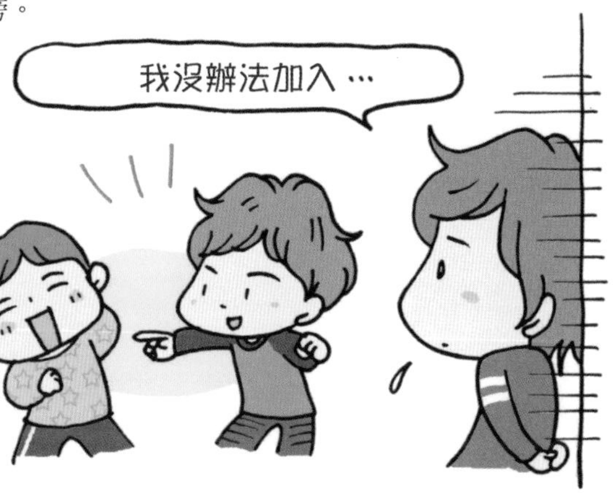

對有興趣的事高度專注

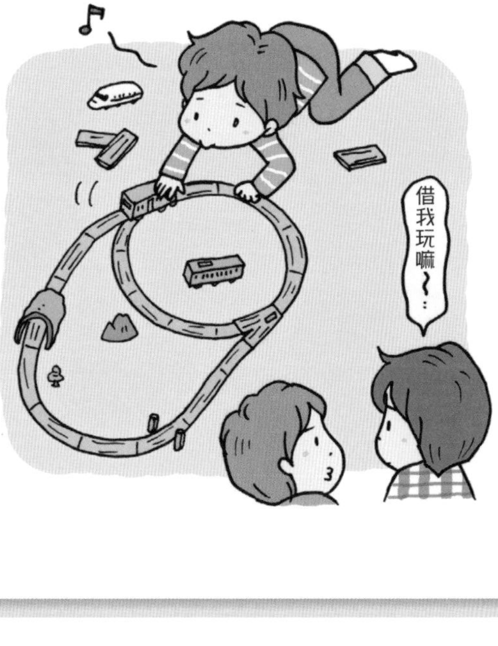

一直獨占玩具

完全專注在自己喜歡的遊戲或玩具中，長時間獨占玩具而被同學孤立。

不看時間和場合話講個不停

總是說自己感興趣的事，讓人生厭。開始上課也停不了而被同學白眼。

基本特質③

重複動作，堅持一定的順序

同一個動作重複多次也是自閉症類群障礙的特質之一。強迫他停止反而會讓孩子焦慮甚至情緒失控。

不用刻意阻止「重複」動作

像上半身前後搖晃、轉圈等重複動作也是特質之一。這樣的行為專業術語稱為「固著行為」。例如有些孩子喜歡開關門，會不斷地重複開門和關門動作，若制止他便會大聲尖叫。

這種重複的行為模式和對物品的執著一樣。有些孩子會收集瓶蓋或對某一雙運動鞋特別偏好，無論去哪裡都連續穿它出門。即使弄髒或有了新的鞋子，他絕對不會替換。

未必每個自閉症類群障礙的孩子都有如此明顯的固著行為，依個性不同有些個案的固著行為並不明顯。

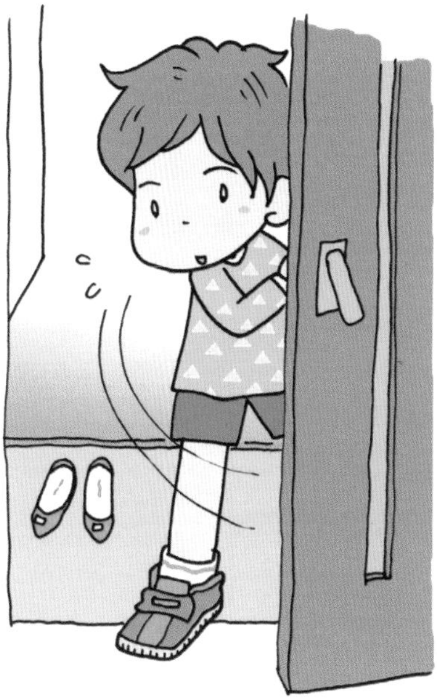

喜歡開關門的孩子會反覆開關門動作。

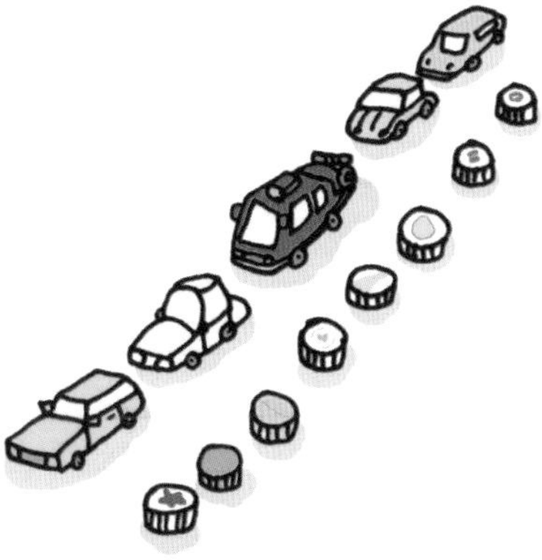

收集很多寶特瓶蓋，並依序整齊排好。

【為什麼會有重複和固著的行為？】

1 舒緩緊張和焦慮

以重複的動作來緩和焦慮感和穩定情緒

●轉圈圈

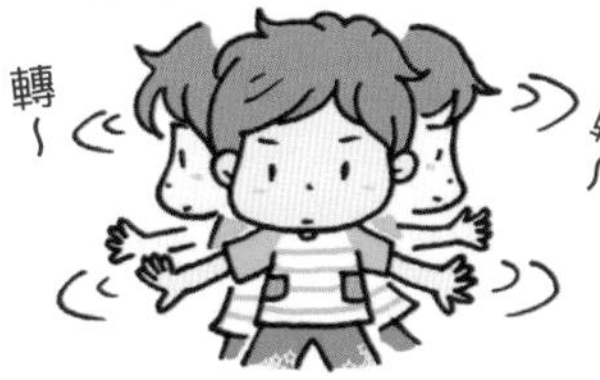

●手晃來晃去

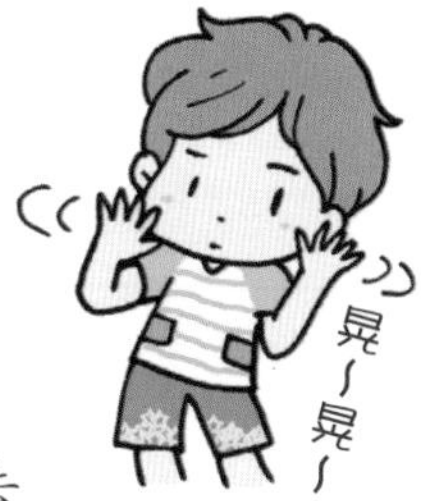

●跳來跳去

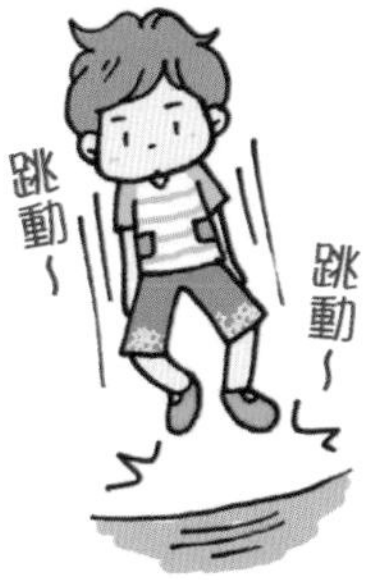

重複做一樣的動作是一種舒緩焦慮和緊張的方式。也有可能是享受律動感或覺得有趣。所以固著行為是一種自我安撫的「自我刺激」行為。

一般人在面試和緊張的時候也會出現類似不自覺的舔嘴唇和搓手等行為，而自閉症類群障礙的孩子比一般人更容易感到焦慮和緊張，因而導致這種反覆行為。

這些特別的行為經常能在自閉症類群障礙的孩子身上看見。

2 活動範圍或興趣狹隘

興趣範圍狹隘，執著於特定事物

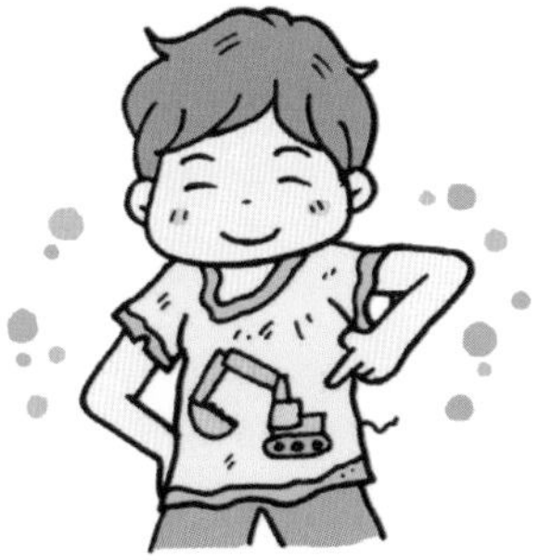

●只喜歡某一件衣服或球鞋，即使弄髒也不願意替換。

自閉症類群障礙兒童的活動和興趣範圍經常十分狹隘，因為他們不知道下一步該做什麼，所以常做相同的動作和重複的事。也因為感興趣的事物很少，會對特定事物有強烈的執著。

如果強行阻止孩子這種「重複動作」、「固著行為」，反而會加深他的焦慮和緊張感，只要把這種行為當成孩子特質即可。

常見特質❶

喜歡和大人說話，初次見面也能輕鬆聊天

沒有智力發展和語言遲緩問題的自閉症類群障礙兒童，從小就傾向於和大人說話。

使用艱難詞彙，讓周遭的人驚豔

在自閉症類群障礙兒童中，也有不少對人親切、喜愛交流的個案，這些個案並不討厭與人建立關係，只是對象略有不同。

例如年紀小的孩子，卻喜愛與大人交談，他們認為比起同年齡的孩子，大人比較能配合自己的互動模式，可以沒有壓力的交流。

使用與年齡不相符的艱深語彙或英文表達，每每會讓大人吃驚。孩子多半只理解字彙的表面意義，但無法察覺在眼前的會話情境中使用是否恰當。

部分孩子甚至跟第一次見面的人也能侃侃而談。但孩子無法判讀對方的表情，也無法預想情境，即使對方無意繼續對話，仍舊會說個停，完全不會結束對話。

此外，課堂上或其他討論時間，孩子也容易陷入「對方講什麼，就回什麼」的對話模式，導致和老師、同學產生磨擦。像是話題轉變、課程結束，甚至被罵，也無法理解自己哪裡做錯事。這種情況並非孩子自私任性只是他無法解讀情境，周遭的人應該給予體諒。

常見特質 2

不尋常的被害者意識

因不擅溝通，導致孩子在成長過程中，產生不尋常的被害意識。

一直處在高壓狀態

自閉症類群障礙的孩子因為與人溝通一直都「不對頻」，往往承受著莫大的生活壓力。這些特質和言行被認定為「我行我素」或「任性」，孩子會因此感到受傷。

有些孩子被同學說「他好怪喔」、「我們不要跟他玩」，或是被老師糾正就拒學，孩子對「不行」、「不可以」、「不准去」這類否定的用語會有強烈反應，有時甚至會強烈反抗或產生暴力行為。

身邊的人需理解特質給予包容

自閉症類群障礙兒童，從小時候開始，自認為正常的行為總是挨別人罵或惹怒別人。因此，這樣的成長經驗加深了他們的被害者意識。

到了青春期容易演變成強迫症或被害妄想，部分孩子甚至會產生被害幻聽。等到進入職場，因為職場的經歷更加強被害意識，不少當事人變得無法穩定工作，而數度變換職場。

過去這種情況不被認定是發展障礙，部分個案則被診斷為思覺失調症。

自閉症類群障礙兒童有各種不同的行為特質，這些特質經常造成與人相處上的問題。若周遭的人能充分理解，就能減少他們的壓力，讓成長過程更順利。

常見特質 3

無法理解他人情緒

無法解讀包括臉部表情、聲調、肢體語言等溝通表達方式。

不擅長判讀人的表情與身體語言

孩子玩得太過頭，提醒好幾次都沒停下來，大人忍不住大罵出聲，這時孩子才回過神，一臉茫然的表情問：「怎麼了？」這種情形，孩子絕對不是故意的。他們無法透過人的表情和態度來解讀對方的情緒，到底是生氣還是高興，是悲傷或是困擾他們都無法理解。

感情表達是人際溝通重要的一環。表情、眼神、聲調、肢體語言等溝通中使用的各種動作，是孩子無法辨識的部分。

因此他們做的很多行為都不會意識到他人情緒，請將這些行為視為自閉症類群障礙的特質。

無法理解「非語言的默契」

有事得從聚會離開的情境下，怕掃了其他人的興，我們不一定會直接說出口，而是慢慢結束話題，慢慢脫離。一般人會透過社交經驗，學習觀察他人的表情、語言使用，來判讀對方的情緒。

這點對自閉症類群障礙兒童而言很困難，因為他們不懂社交中所謂「非語言的默契」。

只要對方不直接把心裡想的說出來，孩子通常無法從對方困擾的表情來解讀狀況。

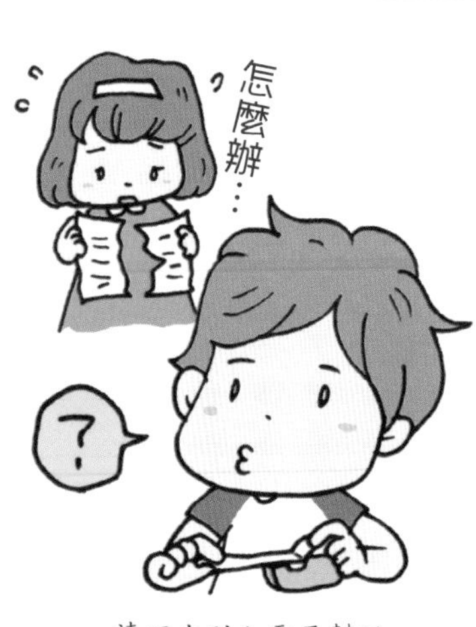

讀不出別人需要幫助

【看不懂表情與身體語言】

表情

無法理解眼睛和嘴巴變化出的喜怒哀樂，看到對方在笑，也不會以微笑回應。

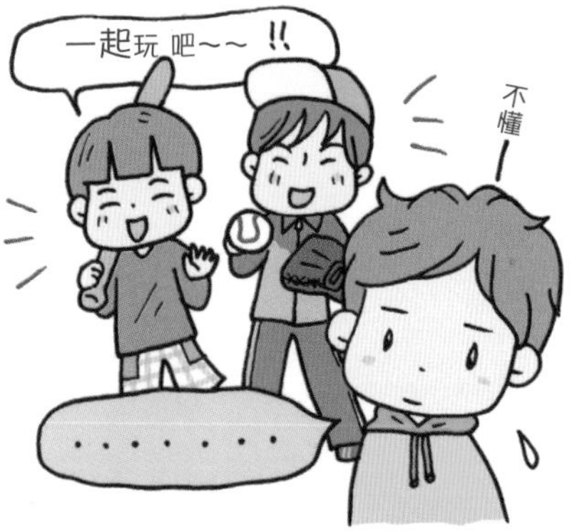

一起玩吧~~ !!
不懂
・・・・・・・

- 無法判斷表情變化
- 看到對方微笑不會以笑容回應
- 沒發現別人在生氣

語氣

無法從語氣判斷別人的情緒。無法理解曖昧的語言表達方式。

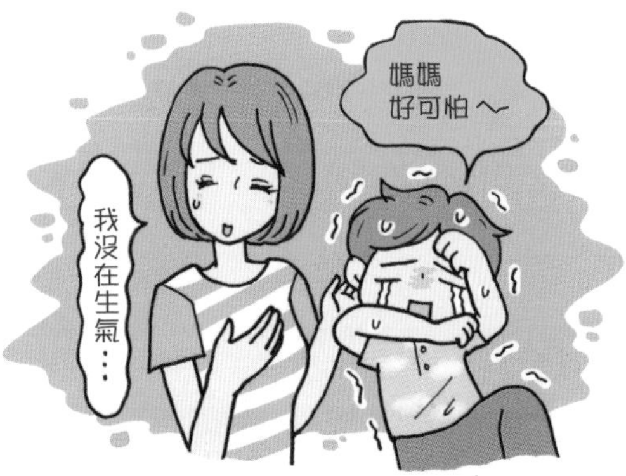

媽媽
好可怕～
我沒在生氣…

- 用溫柔的語氣也可能嚇到他
- 只要大聲說話，他會以為你在生氣

動作

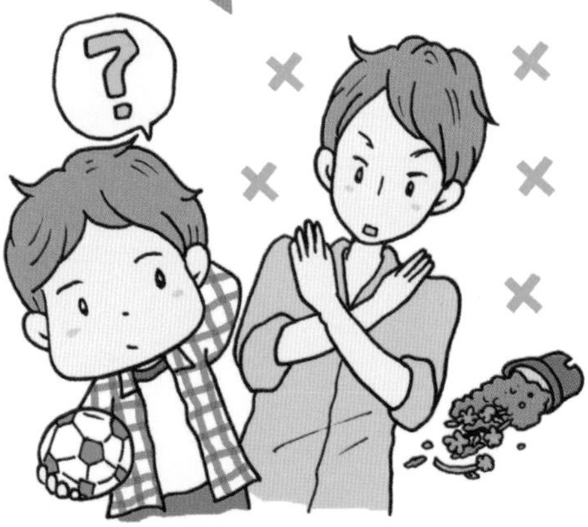

?

不懂搖頭或點頭這類肢體語言。

- 孩子自己也不會使用肢體語言
- 露出悲情的表情他也不會同情
- 用手打出「X」的手勢也看不懂

常見特質 4

無法理解言下之意和諷刺用語

慣用句或玩笑，是讓溝通更順利的手法，但是自閉症類群障礙兒童，因為不懂慣用語句和玩笑，經常導致誤會。

讀不出語彙中其他意思

通常在學校遇到同學沒特別的事，也會打招呼或簡單寒暄幾句，但這對自閉症類群障礙兒童卻很困難。若有同學對他說：「早！」孩子可能會意不過來反問：「什麼東西很早？」被別人說：「很不會看人臉色！」孩子可能會很正經的回答：「臉上就是膚色呀！」像這類無法理解言下之意以及語彙中多元涵義的情形，很容易導致誤會。

像笑話和慣用句，這種單一字彙中包括多種意義的用法，孩子無法讀出它在會話中的真正意義。但只要告訴孩子字彙的意義和使用方式，他們就能理解對話中為什麼要使用笑話或慣用句。

然而孩子無法體會交談的樂趣，也是自閉症類群障礙的特質，這點需要被諒解與包容。

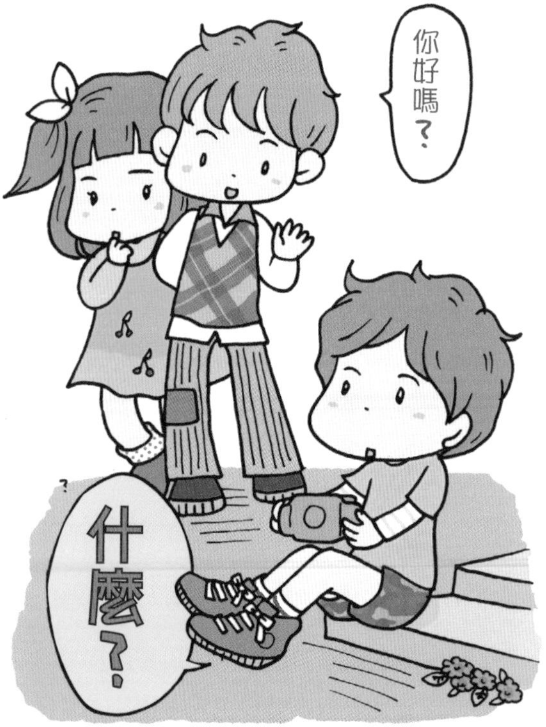

【這種情形他會不知所措，感到困惑！】

自閉症類群障礙兒童無法解理以下這些情境的對話方式，導致雞同鴨講。

玩笑

如倒立著說：「我把地球舉起來囉！」孩子可能不知道你在說什麼，或是信以為真。他並不知道這是誇飾表現。

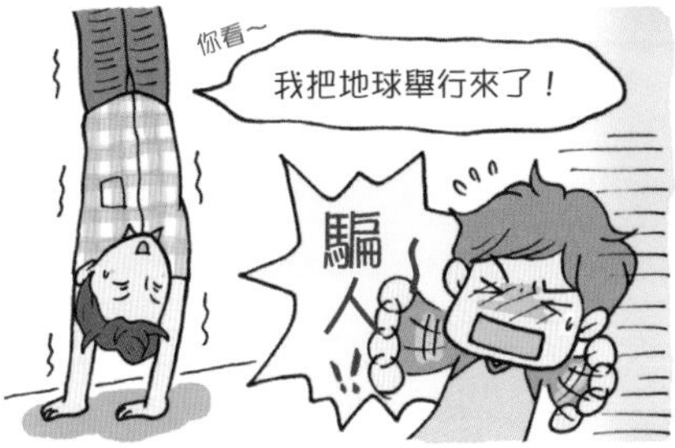
你看～
我把地球舉行來了！
騙人!!

成語

聽不懂像「這種程度只是小菜一碟」、「東奔西跑」這類成語。或是將成語用在不合適的對話情境中。

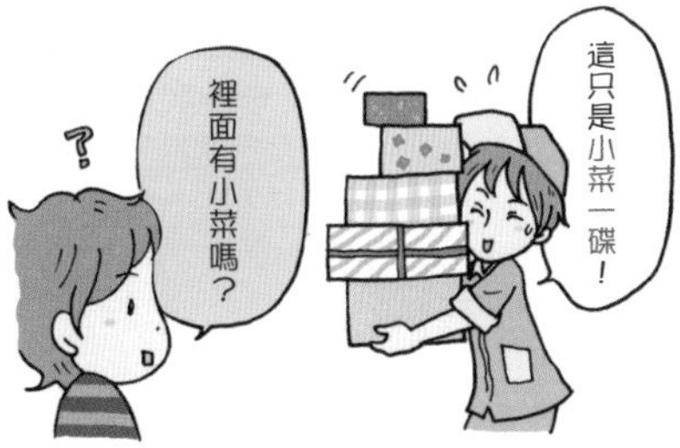
這只是小菜一碟！
裡面有小菜嗎？

既定用語

「放學要直接回家」、「加油」這類的日常既定用語，孩子會以為「不能轉彎只能走直線。」（譯註：日語中直接回家的用法同走直線回家）

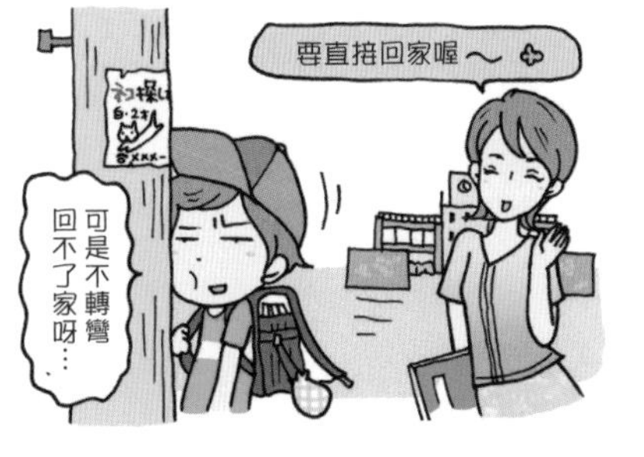
要直接回家喔～
可是不轉彎回不了家呀……

敬語

孩子很難理解所謂禮貌用法，也不會看場合調整自己的用詞。即便成年進入職場，也會用對待同輩朋友的方式，對待長輩或上司，招致誤會。

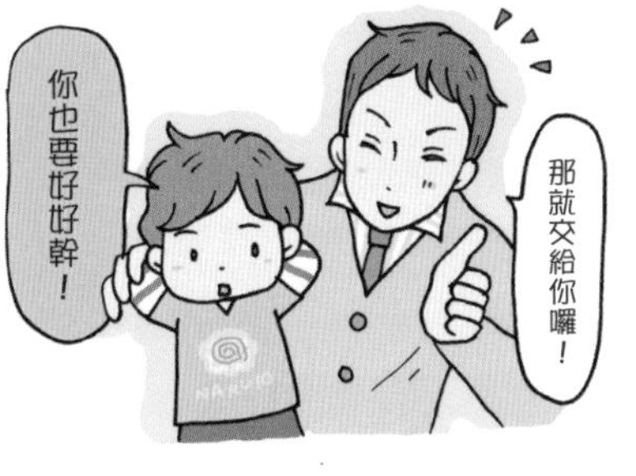
那就交給你囉！
你也要好好幹！

引導方法

當孩子遇到會錯意或無法順利對話的情形時，慢慢向他解釋語義就好。馬上生氣或嘲笑的話，孩子會深受打擊。

常見特質 5

無法理解代名詞和簡略用語

自閉症類群障礙兒童對「等一下」、「拿那個」這類，包括抽象語詞和代名詞的語句感到困惑。

不懂簡略用語

舉例來說，三個孩子在一起，第一個孩子問第二個孩子：「你幾年級？」第二個回答：「我小學三年級。」再問另一個孩子：「你呢？」第三個孩子會答：「我小學四年級。」

自閉症類群障礙兒童在面對「那你呢？」這類問題時會思考很久，最後回答：「我住在台北。」

換言之，對話開頭有人問：「你幾年級？」之後即使將「幾年級」省略不說，一般人也能自然連想。但自閉症類群障礙兒童無法用連想得知省略的部分（沒有的部分、沒明示的部分）。

如果只有「那你呢？」這樣的對話線索，孩子只會以為要說一些自己的事，而無法理解問題的目的，最後回答出完全不相關的答案。

「那個」是什麼？無法理解代名詞

「拿桌上的那個給我」、「準備好了沒？」這些問題自閉症類群障礙兒童都會抓不著頭緒。到底桌上的那個指的是什麼？什麼東西準備好了沒？只要是曖昧不清的問題他們就不能理解。

一般的孩子看過媽媽收拾餐具，就會理解桌上的東西指的是餐具。但自閉症類群障礙兒童會看到桌上還有電視搖控器和報紙，如果沒有具體指示要收什麼東西，他會不知道大人在說什麼。

同樣的「好好收拾整齊」這類不知道具體收拾方式的說

無法理解代名詞

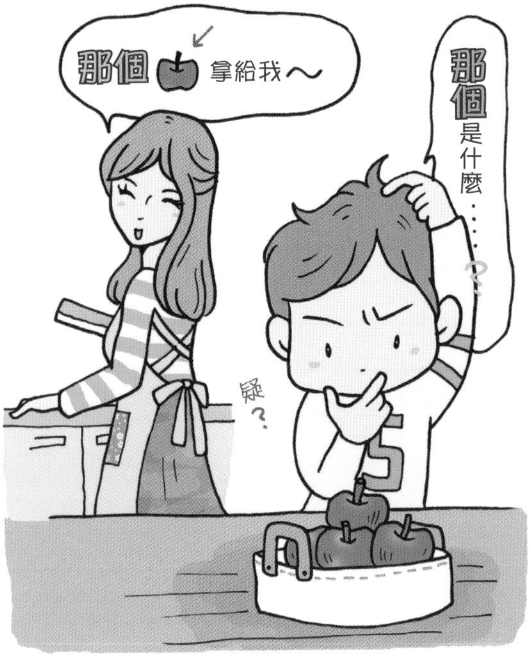
那個 拿給我～
那個是什麼……？
疑？

無法理解曖昧不明的語詞

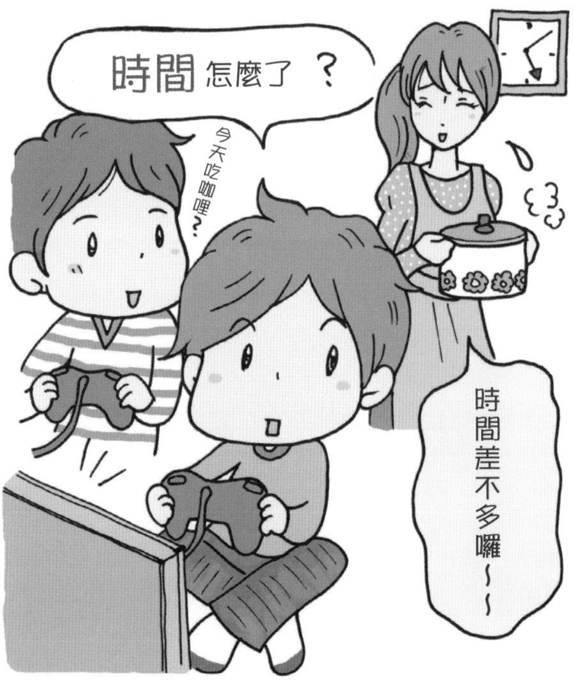
時間怎麼了？
今天吃咖哩？
時間差不多囉～～

法，也會讓他們不知道該怎麼做。另外例如：「確實做好」、「用心做好」、「馬上」這種程度表現用法，以及「男生就該……」、「差不多該……」這種間接的表達用法，都是孩子無法瞭解的語言表現。

面對這樣的孩子，應盡可能用較好理解的方式說明。

常見特質 6

對大聲說話與否定的言行有強烈情緒反應

對聲音十分敏感，只要被否定或糾正，就會以為自己惹對方生氣而感到受傷。

避免大聲說話或用命令式

一般人也會被突然的巨大聲響嚇到，更何況是對聲音十分敏感的孩子。他們會把大聲說話當成別人發怒的訊號，而激烈反抗或情緒失控。也因為對聲音敏感，多數自閉症類群障礙的孩子不喜歡風聲、大哭的嬰兒或是幼年的孩子。

孩子對「快點給我去做……」、「不准……」等命令式的用語非常敏感。如果用語氣強烈的命令句，孩子會以為自己被罵或惹大人生氣。

無論是誰都不喜歡被否定或被指使。我們該瞭解自閉症類群障礙的孩子也一樣會不舒服。

避免否定用語，關鍵字要注意使用

自閉症類群障礙兒童對「不行」、「不對」、「這很奇怪」之類的否定用語非常敏感，會以為大人在責備自己。

糾正他們的時候盡量使用「要不要……」或「你可以試試看……」之類的肯定用語，如此孩子才會乖乖聽話。

或者也可以使用只有孩子聽得懂的關鍵字。例如孩子喜歡汽車，你告訴他：「現在超速囉！」孩子就自然能理解現在做的事不對，會馬上改正。

或者比如有些孩子的通關密語是「總經理」，當他做錯事時只要對他說：「總經理不會這樣唷！」他就會馬上停止。

這些通關密語往往藏在孩子的日常對話中，可以從中找到線索。

【試著這樣表達】

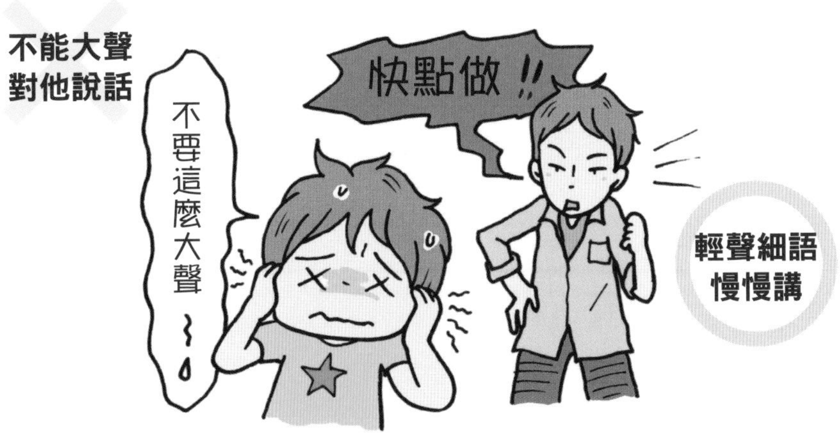

不能大聲對他說話
快點做!!
不要這麼大聲～
輕聲細語慢慢講

不可以不寫功課！快給我寫！ ---→ 要不要寫功課

不可以不關水 ---→ 關一下水

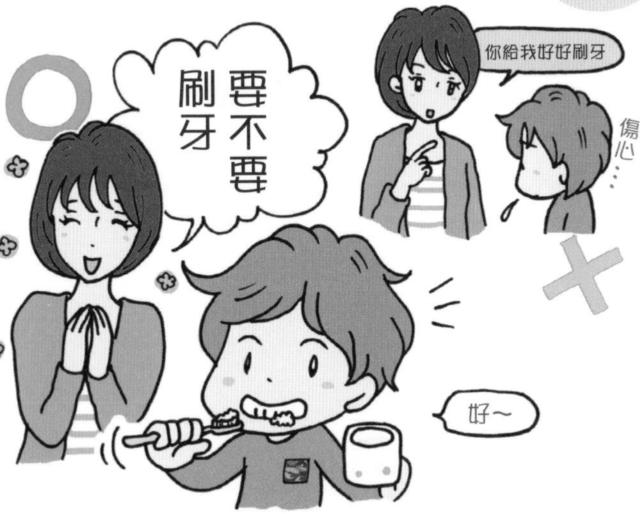

要不要刷牙
你給我好好刷牙
傷心…
好～

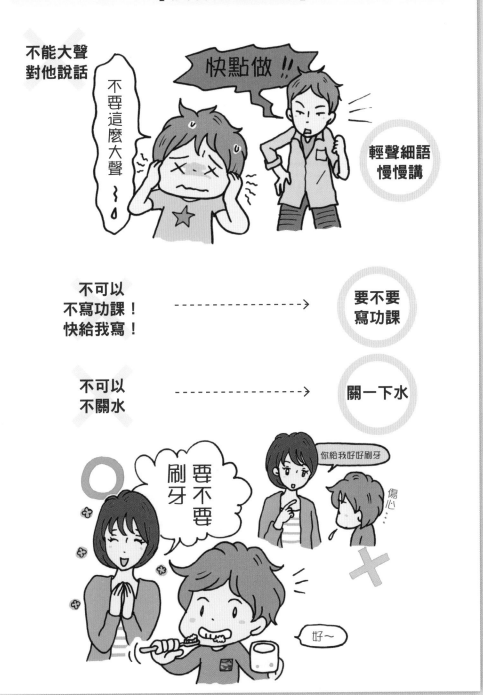

常見特質 7

思考與行為無變通性，將自己的規則強加他人

自閉症類群障礙兒童的思考模式和行動範圍狹隘，一旦確立個人規則會很堅持。

不會因應狀況調整

例如一般人在熱的時候，會打開襯衫第一個釦子，冷的話會把釦子都扣起來防風，因應狀況調整。

但是自閉症類群障礙兒童可能不管冷熱，都會把釦子扣到最上面一顆。因為他們認定襯衫的釦子就是要全部扣起來。

因為這樣被說：「很怪！」他們會不知道原因在哪。如果還被同儕嘲笑的話，孩子會因此受傷，往後拒絕再穿襯衫。

此外起床和睡覺時間一旦固定後，不管假日或旅行，還是會在同樣的時間起床。就算媽媽告訴他：「今天是假日可以睡晚一點。」孩子也不會回床上睡覺。

像這樣無法因應狀況調整，也是自閉症類群障礙兒童的特質。

覺得自己的想法和行為才是正確的

例如咖哩飯和煎蛋卷一定要淋醬吃，或是在家跟兄弟姊妹玩遊戲，都是第一個玩。另外，平常在家，父母或手足，也會因理解他們的特質而給予包容。

但到了學校或在外面，也都照著自己訂的規則來的話，往往會造成糾紛。

比方說營養午餐的咖哩飯沒加醬就不吃，或者把自家帶的醬硬是加在其他同學飯上。跟同學玩也得照在家的順序，非得自己優先不可，完全無法忍耐。

老師若說：「昨天你已經先玩過了，所以今天換XXX開始。」孩子有可能大聲尖叫反抗或氣憤離開。因為他們會認為自己的作法是對的，而別人是錯的。

【堅持自定規則，並強壓到別人身上】

對吃法和口味很堅持

在家吃咖哩飯和煎蛋捲都會淋上醬料的孩子，會認為加醬吃才是「正確的吃法」，無論到哪裡都會強迫別人接受。

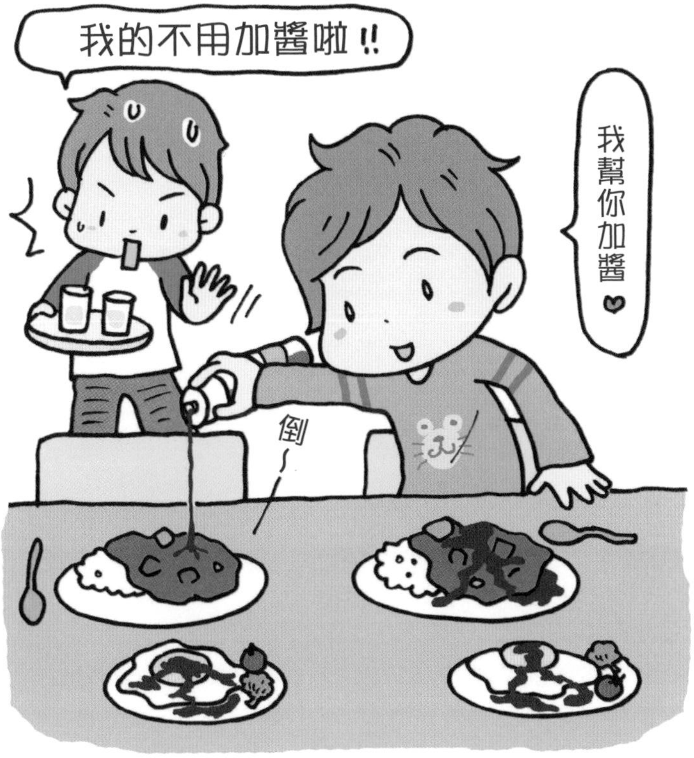

固定的穿衣方式

認定襯衫的釦子該全扣的孩子，不管任何季節或時間、地點、場合，都會把釦子扣到最上面。

固定的就寢時間

告訴他假日可以睡晚一點，也會和平日一樣在同樣時間起床。

常見特質 8

極度討厭被觸碰或特定聲音

自閉症類群障礙特質中，有些會有感官問題，例如對觸碰或特定的聲音很敏感，嚴重程度則因人而異。

對觸碰或特定的聲音敏感

每個人對冷熱和聲音的感受不同，而自閉症類群障礙的人，對這些感受往往有異於常人的極端反應。

這種現象稱為「感覺過敏」，實際上並非感覺真的太敏銳，而是對感覺刺激有過度的反應。

例如朋友牽他的手會被甩開，或是臉、身體被碰到，就大聲尖叫。

這種行為甚至會出現在家人間的互動。幫他洗澡的時候他會尖叫逃走，這樣的行為不是神經質，而是自閉症類群障礙的特質之一。

孩子就讀小學低年級前，家長很難完全避免身體接觸。可以嘗試以下幾種方法，循序漸進。

不要突然觸碰孩子

避免突然觸碰孩子，伸手前先出聲告知他。也不要從後面擁抱他，而是先走到視線範圍再觸碰他。

循序漸進

「摸這裡可以嗎？」先出聲告知，讓孩子慢慢習慣被觸碰。

讓他自己練習做

不用勉強那些很討厭被觸摸的孩子，像洗頭、洗澡這些事可以教導他如何自己進行。

【感覺過敏——對這些感覺很敏感】

觸覺

無論觸摸或被觸摸都過度敏感。有些孩子甚至討厭被家人或手足觸碰。

例 1 討厭被摸頭、拍肩。

例 2 喜歡滑滑、軟軟的東西。

例 3 覺得 T 恤標籤、縫線很刺不舒服。

嗅覺

討厭香水、烤麵包等味道，對嗅覺特別敏感。

例 1 對香水和髮妝品的味道敏感，變得焦躁。

例 2 受不了廚房、更衣室的氣味。

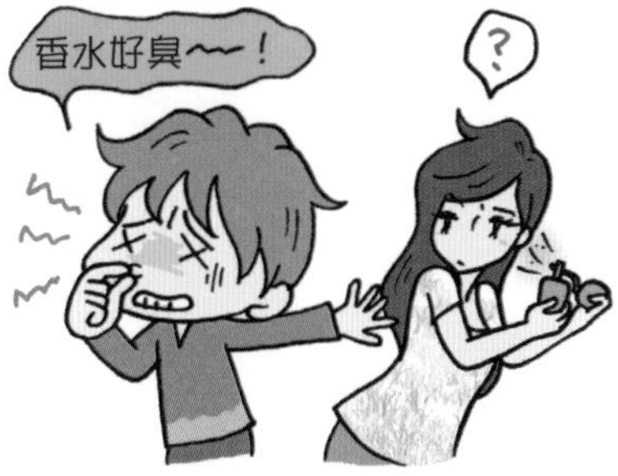

視覺

很在意日光燈閃爍，對動的東西敏感，目光追著跑。

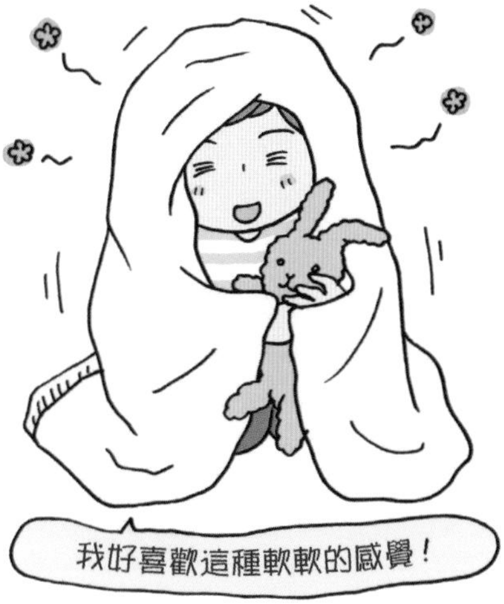

聽覺

對聲音過度反應。聽覺沒有問題，而是反應過度。

例 1 受不了鋼琴和直笛的聲音。

例 2 受不了人多吵雜的地方（超市、車站、遊樂園等）。

例 3 受不了講話速度快的人。

味覺

可能特別喜歡苦的、味道淡的東西，或一直吃同樣的食物。

例 1 喜歡像起司、香辣這些大人較喜歡口味。

例 2 只吃炸雞和洋芋片。

常見特質 9

堅持同樣路線或同樣作法

自閉症類群障礙兒童執著於「相同的事物」，也是其特質之一，他們大多討厭變化。例如每天到學校的路或做事的順序，都不容改變。

無法因應改變

例如平常從車站回家的路上，因道路施工而無法通行，孩子會不知道怎麼辦，他無法想到還能從另一條路回家。

為了等到平常坐的同一班公車（車體張貼一樣的廣告），甚至會一直等上好幾個小時。

自閉症類群障礙兒童面對與過往不同的新情境，會感到困惑和不安。像這樣必須改變習慣路線或做法，就焦慮不安的情形，起因於孩子無法預測改變後，下一步要怎麼做。

一旦計劃變更，孩子會不知所措，也無法預想因應作法，而感到焦慮。這種焦慮會演變成驚人的哭鬧尖叫，或是自殘。

去除不安因子很重要

不只發生在固定的回家路線和做事的順序，包括吃飯時間或房間擺設，以及學校的座位改變，都會引起焦慮。

家長應該在得知改變後，儘早告知孩子，參考左側列舉的方式來引導他，緩和他的焦慮和困惑。

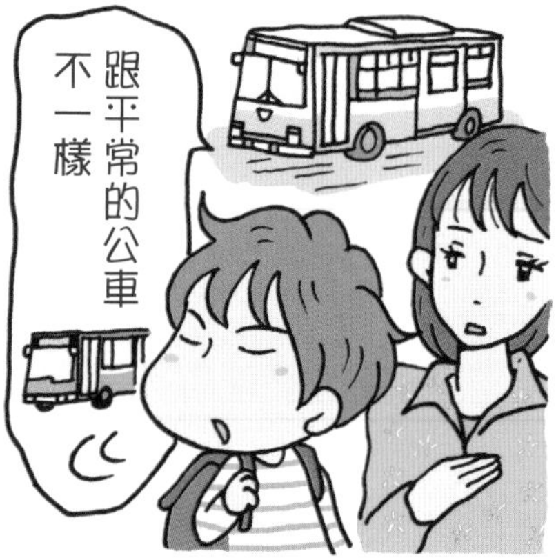

討厭改變，喜歡「一樣的東西」

【面對改變，事前教導應對方式】

製作行程表

為了不讓孩子在面對突然的變化和臨時狀況感到焦慮，可以製作以文字、數字和插圖組成，「一目瞭然」的行事曆。

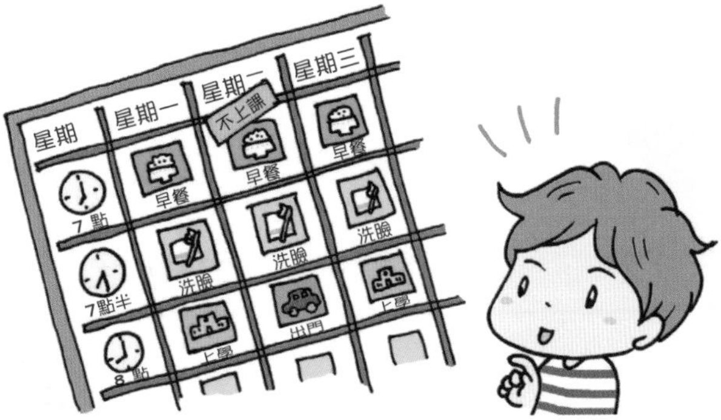

回家路線改變時

遇到道路施工，可以陪他一起走，一邊指出路標並告訴他從哪裡走。

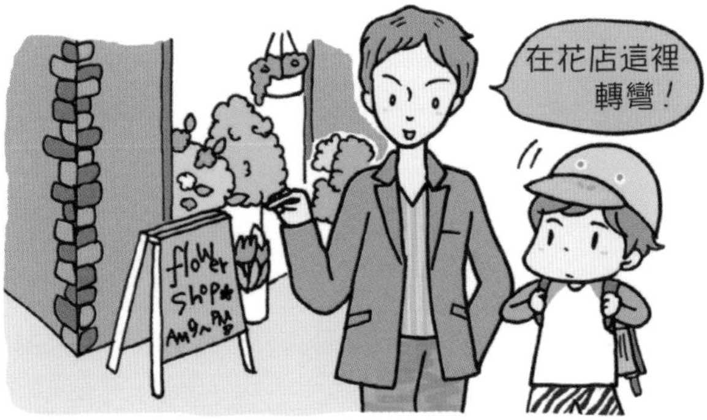

不任意改變布置

不做孩子討厭的事，例如改變房間布置等，是最基本的作法。部分孩子甚至會因為東西或花瓶放在不同的地方而感到不安，若真的有移動必要，必須一邊向孩子說明，並且一起移動擺設。

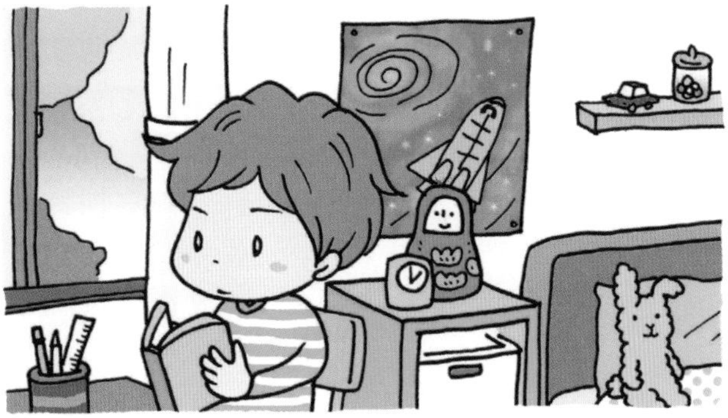

無法同時處理二件事

自閉症類群障礙兒童不擅長同時進行二件以上的事情或是隨機應變。

把二件事分開一件一件做

日常生活中，像一邊講電話一邊抄筆記這種同步作業，對一般人而言輕而易舉。在學校一邊聽老師講課一邊抄筆記，也是稀鬆平常的事。

然而，自閉症類群障礙兒童卻無法同時處理多項資訊，專注力必定被其中一件吸引。

比如老師說：「大家帶素描簿和畫具到學校銅像前集合。」孩子可能只有帶素描簿和畫具，可是不記得要到學校哪裡集合。這並非注意力不集中，而是注意力只集中在特定一點。

面對這種狀況應該改變說法，先說：「請準備素描簿和畫具。」確定東西準備好之後，再告訴他：「接著到學校銅像前集合。」分開一個一個下指示，孩子比較容易理解。

減化弱點科目的作業程序

孩子不擅長同時進行二件事，因此有些孩子無法邊聽伴奏邊唱歌，或運用工具做勞作。特別是體育課必須依據規則做動作，對他們而言相當困難（參考70頁）。

一般人雖然也會有不擅長的項目，但自閉症類群障礙兒童因其特質，在不擅長的項目反應會比較極端。要他們重新嘗試失敗過的事，很容易在心中留下陰影，甚至遭受同學訕笑而拒絕上學。家長應該嘗試左頁的作法，以減少各項學習流程。

【先分開練習，再慢慢組合起來】

減化流程

孩子很難一邊聽音樂一邊唱歌跳舞，可以只挑其中一項讓孩子進行。

配合音樂跳舞的情況 → **先重複撥放音樂** → **熟悉音樂後再教舞蹈**

【一次講一件事，依順序慢慢告訴他】

依順序指導

孩子很難一邊聽音樂一邊唱歌跳舞，可以只挑其中一項讓孩子進行。

「去洗個手吃點心。」

分成二個階段

媽媽：「先把手洗好。」

「手洗好後，再吃點心。」

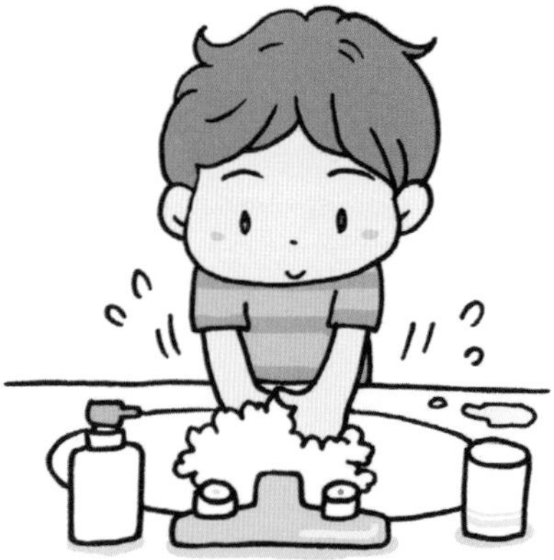

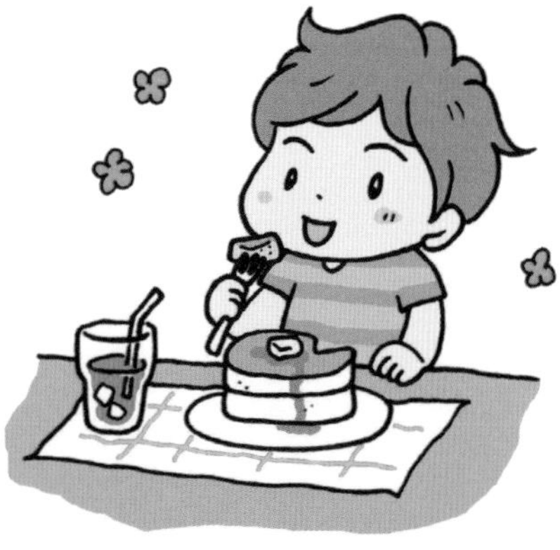

常見特質 11

不擅長運動，無法理解規則

手腳不靈活、不擅長體育也是自閉症類群障礙兒童的特質之一。部分孩子會因為無法理解遊戲規則，而手足無措。

頭腦與肢體不協調

自閉症類群障礙兒童因肢體不靈活，有許多個案不擅長進行身體運動。尤其是球類運動，需要身體配合競技規則活動，這種複雜的肢體運用，常使孩子感到十分挫折。即使像躲避球這種規則相對簡單的競技運動，孩子也可能無法理解規則或無法妥善運用肢體，導致參與過程中的失敗。

一般人不需要在每次運動和遊戲前重新說明規則，多半認為瞭解規則是理所當然的事。但自閉症類群障礙兒童，卻無法每次都理解遊戲規則，只要沒有明確的語言指示，他們便無法去連結和推想。

再者，競技運動需要瞬間變換肢體動作，依據遊戲規則同時做出身體反應。擅長運動的孩子並不會感到困難，但對自閉症類群障礙兒童來說，很難運用身體做出複雜的動作或是隨機應變。

由於孩子很難運用想像力去預測其他人的行動，並加以配合，因此在運動方面很難產生「參與感」。反覆的挫折經驗使他被嘲笑，因而產生恐懼，變得愈來愈討厭體育和運動的孩子不在少數。

如何讓孩子參加體育活動？

還是有不少體育活動適合這些特別的孩子，例如：劍道和空手道，這種學習招式的個人運動項目。

此外不少自閉症類群障礙孩子，喜歡短跑和游泳這類規則簡單的個人競技。換言之，為了讓孩子能更輕鬆參與運動，需要家長多費心，並鼓勵孩子多多參與自己擅長的活動項目。

【讓孩子更融入體育活動的 3 個方法】

1 減少規則

簡化團體競技或球類運動的規則，製作一份特別的規則說明方式，協助孩子參與運動。

2 用圖片說明規則

運用圖片說明躲避球或足球等球類運動規則。具體告訴孩子不能用手碰球，或是穿 OO 顏色球衣的是敵隊球員，從敵隊手上得到球後，要傳給穿著 XX 顏色運動服的同隊隊友，想辦法讓孩子更容易理解。

3 以顏色區分器具和隊服

為了讓運動場上的隊伍更容易辨別，隊服可採用不同的顏色，加上背心作辨識。

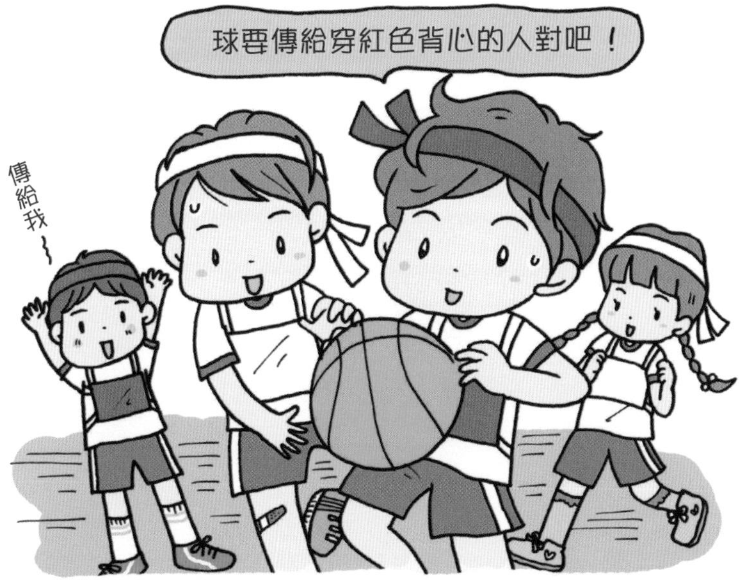

常見特質 12

擅長記憶、不擅長想像

自閉症類群障礙兒童擁有讓成人也驚豔的記憶力，但對眼前看不見的東西，常完全沒有聯想力。

在有興趣的領域展現驚人的記憶力

不少自閉症類群障礙兒童擁有驚人的記憶力，他們可能對世界各國的名稱如數家珍，或是認得連大人都不會的艱深字彙。

這樣的孩子往往能在自己有興趣的領域中，發揮強大的學習力和記憶力。

另一方面，諸如自己找題目寫作文，或是像自然科學實驗中，孩子必須發揮聯想力，不斷試行錯誤，從錯誤中找出解決辦法的學科，則是孩子不擅長的類別。

其實自閉症類群障礙兒童中，有不少人擅長寫故事或畫有劇情的漫畫。

但他們創作的故事，大多有一定的內容和固定的劇情展開。孩子很難從自己所製定的「規則」中跳脫出來創作故事。

擅不擅長很兩極

這群特別的孩子在學習成就上，擅不擅長的學科有極大的成績落差。

他們喜歡諸如國文字彙測驗、數學、年代背誦等有明確答案的學習項目。

國語課程中他們擅長朗讀，卻無法理解文章的涵義。

自閉症類群障礙兒童因為不擅長想像，對於沒有明顯答案的作業，例如：讀書感想或自由研究會無所適從。

【擅長的科目】

擅長記憶、有規則或公式的科目

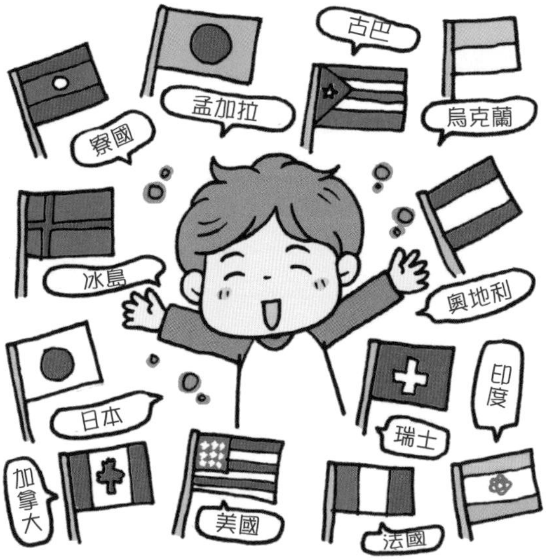

- 國字書寫和記憶
- 地名和歷史年號的背誦
- 數學計算
- 套用公式

【不擅長的學習項目】

沒有固定答案的問題，或無法套用公式的應用問題，讓他們感到挫折。

- 閱讀與作文
- 讀解能力
- 自訂題目的研究
- 需要發揮想像力的問題

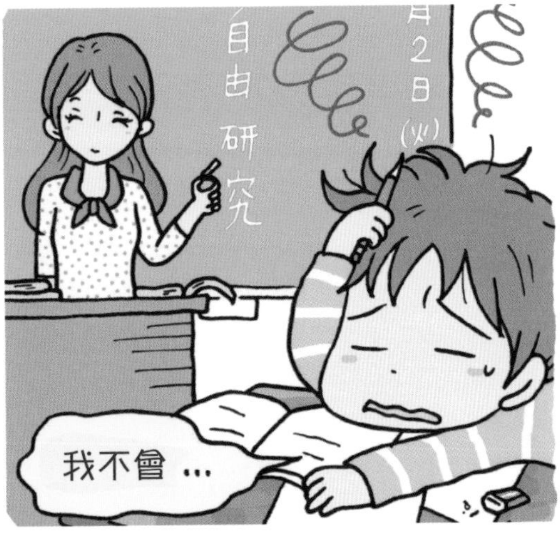

常見特質 13

能長時間專注於有興趣的事物

自閉症類群障礙兒童對有興趣或擅長的事物，能長時間專注，若善加運用，便能培養未來自立生活的基本能力。

在喜歡的事物上發揮專注力

自閉症類群障礙兒童如前篇所述，對於擅長與不擅長的學習項目，有截然不同的成績表現，能花費極長的時間專注在擅長的領域或喜歡的學科。有些孩子在未上小學前，甚至比年長的兄弟姊妹更會玩電腦遊戲，或是只聽過一次便能彈奏出一樣的鋼琴曲。諸如此類對喜好項目有著驚人的專注。

部分沒有智力障礙和語言遲緩的孩子，甚至能把圖書館借來的艱澀讀物一口氣讀完，並展現驚人的記憶力，有時還能像「博士」般，對某些領域如數家珍。

配合特質發展專長

任何人在從事興趣項目時，都會忘記時間，特別是自閉症類群障礙兒童，因其特質的緣故，長時間重複做同樣的事情，也完全不會感到乏味。

家長可依據孩子的特質，來選擇考試科目，以利高中或大學升學。

若孩子喜歡電腦，也可以選擇電腦專科學校，往專業電腦工作師或技師努力。

比起將注意力放在孩子不擅長的項目，家長應想辦法讓孩子發揮其專長，以便讓該項專才成為將來出社會後的工作技能，給孩子帶來更好的生活。

【發展專長】

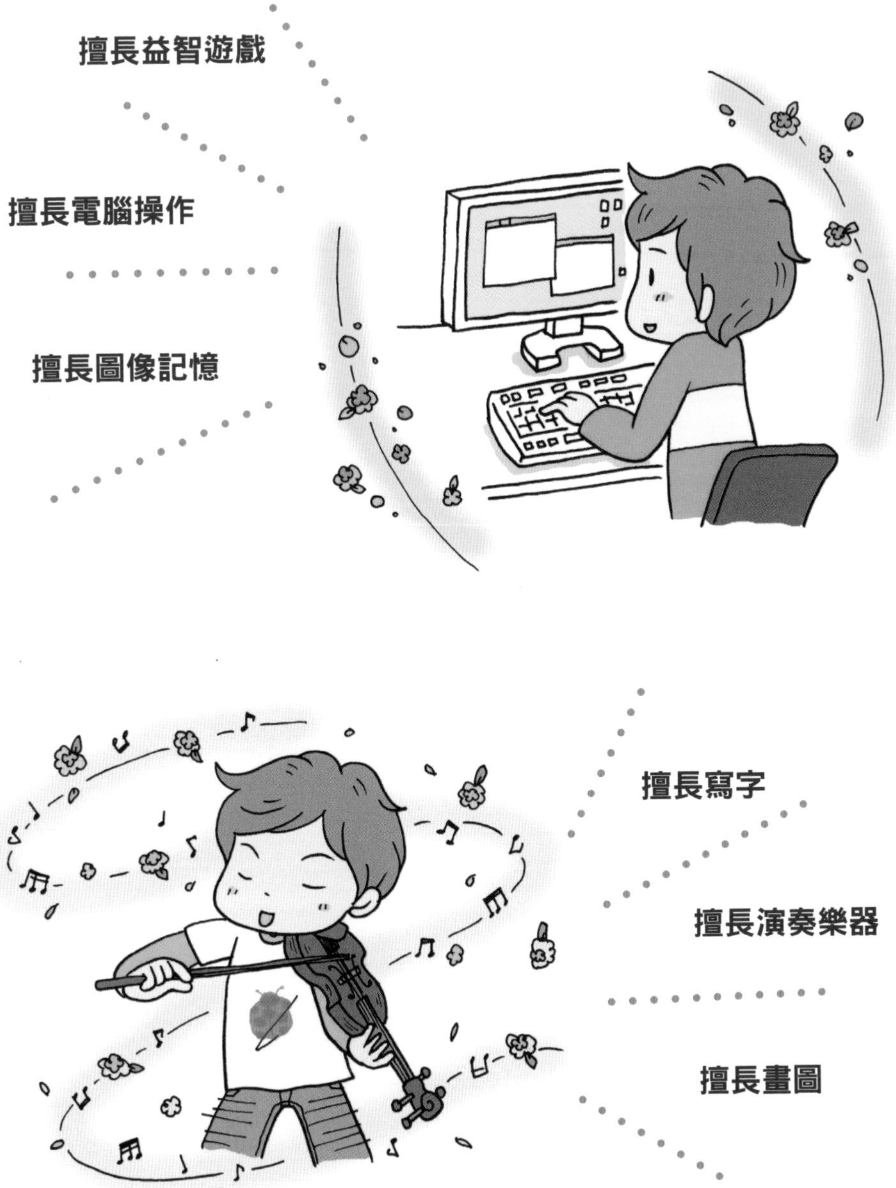
擅長益智遊戲
擅長電腦操作
擅長圖像記憶
擅長寫字
擅長演奏樂器
擅長畫圖

專欄

Column

也有連母親的臉都記不住的案例

無法辨識媽媽的臉

自閉症類群障礙兒童一般而言不擅社交，其中包含部分孩子是「面部辨識能力缺乏症」的患者。

這些孩子在嬰兒時期就不會主動靠近母親，或不會察覺母親靠近身邊，這些行為並非討厭媽媽，而是無法辨認母親的臉。許多自閉症類群障礙兒童被認為無法對親人表現親暱，多半或許與無法辨識人臉有關。但隨著成長，辨識能力會慢慢提升，孩子開始能透過聲音或背影辨識人。

面部辨識能力缺乏症這項特質，並不會隨著成長而改變。

有些孩子在進入小學和國中後，即使和同學吵架也會很快忘記對方的樣子，過了一陣子再次與吵架的同學照面，也無法向對方道歉，導致遭受排擠。同樣是「面部辨識能力缺乏症」，部分個案則是能辨識人與人的不同，但卻記不起每個人的名字。

因為各種特質被同儕排擠

自閉症類群障礙兒童多數被認定喜歡獨處。但誠如本篇所述，他們擁有諸如：社會性發展障礙、溝通行動障礙、想像力障礙等各種不同的特質。各種特質在每個人身上會有不同的強弱顯現。喜歡獨處跟遭受排擠被迫獨處，是截然不同的狀況。

這些擁有各種特質的孩子絕對不是討厭人或冷血，卻因其特質被身邊的人誤解，而遭受孤立。

這些遭遇最終導致許多孩子喪失自信或拒學，而變成二次障礙。為了不讓孩子孤立無援，需要身邊所有人的諒解與支持。

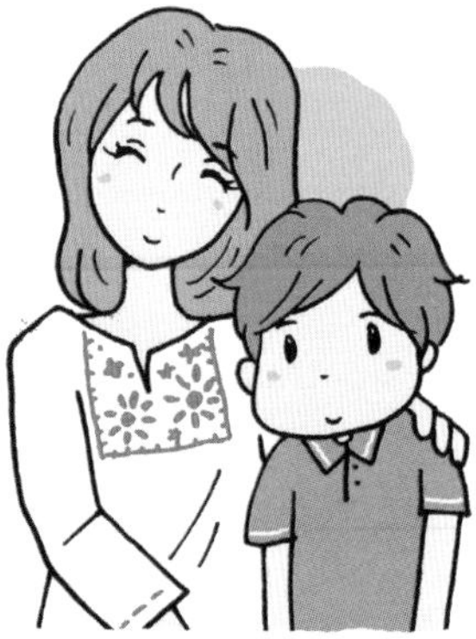

第 3 章

家人支持與因應措施

能給予自閉症類群障礙的孩子最大包容與支持的莫過於他們的家人。從生活習慣的順利與否到將來的出路，請配合孩子的特質給與協助。

家長心得❶

若孩子被診斷為自閉症類群障礙怎麼辦？

部分家長在孩子被診斷出自閉症類群障礙後，一直無法接受事實或感到絕望，但孩子的成長與未來，絕對少不了家人的諒解與援助。

充分瞭解孩子的狀況

當孩子被確診為自閉症類群障礙兒童，家長承受的打擊，絕對是外人所無法想像。不少家長會懷疑診斷的正確性而在多間醫院間奔走。其中有不少孩子因為沒有智能障礙，能與人交談，也十分乖巧，讓家長更難以接受事實。

但是愈早瞭解孩子所擁有的特質才能早日給予所需要的協助，這關係到是否能減輕孩子的壓力。剛確診也許會有一段時間腦袋一片空白和無所適從，但一直負面思考也不是辦法，應當先冷靜下來，再以正向的思考來面對。

正如第一章所述，同樣是自閉症類群障礙兒童，卻擁有不同的各種特質。部分個案可能合併注意力不足過動症或學習障礙等不同症狀。第一步應向專科醫生諮詢，徹底瞭解孩子的所有特質，再來思考因應之道。

並非障礙而視為是一種特性

對於自閉症類群障礙，我們不該把它當成真正的「障礙」，而可以將它看成孩子的一種特質。這些特質就像每個人與生俱來的個性或感官，不會治好，也無法被治療。

再者，同樣是自閉症類群障礙，每個人所擁有的特質不盡相同，個性也天差地別。不是所有孩子都適用同一種引導方式。本書所列舉的各種方法和引導是一般多數個案適用的方法。請把書本當作參考，適時配合孩子的特性給予協助。引導孩子展現專長，慢慢讓他學更多東西。盡力摸索出最能讓孩子順利成長的教養模式，與他一起成長。

自閉症類群障礙確診後

該做的 12 件事

1. 當成孩子的個人特質
2. 讓孩子發揮專長
3. 平常心看待孩子不擅長的事物
4. 打造適合孩子的環境
5. 建立減壓的人際關係
6. 家長避免憂鬱造成孩子不安
7. 讓自己成為可信賴的家長
8. 試著瞭解孩子想要什麼
9. 向專家諮詢
10. 獲得親友的支持
11. 成為最瞭解孩子的人
12. 參加家長支持團體

避免「逛醫院（doctor shopping）」

因為不認同診斷結果，有不少家長會像逛街買東西一樣，比較多間醫院和諮詢單位，不斷變換醫院。這種行為會造成孩子的壓力與焦慮。盡可能只要比較 2 ～ 3 間醫院，接受詳細的診斷即可。

家長心得 2

強迫治療將造成孩子的壓力

自閉症類群障礙特質就是孩子的個性。強迫治療將帶來莫大壓力，甚至造成二次障礙。

努力也無法改變「特質」

自閉症類群障礙在引導上最重要的法則是不要以為「只要努力就會有所改變」。即便努力或調整教養的方式，也不可能完全改變孩子的特質。

不充分理解孩子的特質，強迫「矯正」他的行為，只會造成更大的壓力。首先家長該接受孩子原來的樣子，等待他慢慢成長，才是自閉症類群障礙最基本的教養原則。

這些擁有自閉症類群障礙特質的孩子在感受壓力之際，有時會突然情緒失控。例如：看到討厭的食物出現在餐桌上，會突然失控開始亂丟東西和發脾氣。

普通的孩子也有發脾氣的時候，但在大多數的情況下，只要母親稍加安撫或是擁抱就會安靜下來。

但擁有這類特質的孩子無法感受他人的情緒，即使被母親擁抱，有時也無法安慰他的不滿和焦慮。

因此一旦孩子情緒失控就會更難處理和安撫。

自閉症類群障礙兒童會突然情緒失控，多半源自無法用語言表達情緒，或不知道該怎麼向人救助。

若家長對此沒有充分認知，到了成長期和青春期容易導致二次障礙。

二次障礙的類型可能是因為煩惱和壓力造成的身心失調症，或是因為霸凌造成對人產生恐懼，最終演變成需要治療的嚴重狀態。

【強迫治療的二次障礙】

★焦慮和憤怒積壓在心中……

- **對人產生恐懼**
  心理治療。有嚴重憂鬱傾向時，用藥物治療更有效。
- **霸凌、拒絕上學**
  調整環境。可考慮轉學。
- **身心症**
  接受身體治療，同時減輕壓力。頭痛和腹痛之際加以舒緩。
- **恐慌症、強迫症**
  藥物與心理治療。
- **心理方面的尿失禁**
  減少壓力或改善生活環境。
- **自殘**
  行為治療或藥物治療。依受傷程度就醫。
- **被害妄想**
  藥物治療與環境調整。考慮轉學或變換職場。

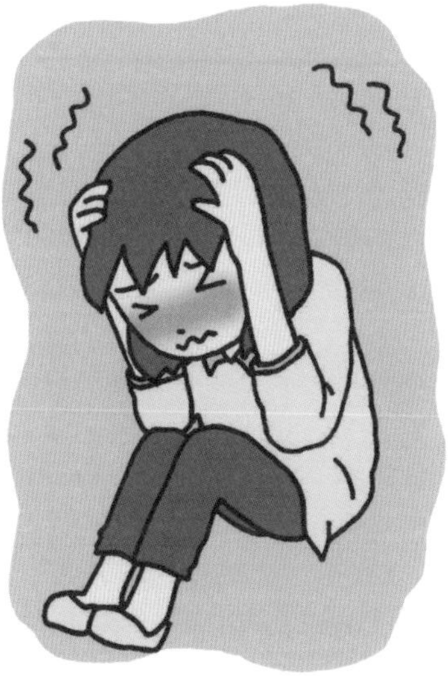

★外顯性的不滿與憤怒……

- 攻擊性情感
- 反抗、怒罵
- 家庭暴力
- 違法行為

接受行為治療或藥物治療。
考慮轉學或變換職場。

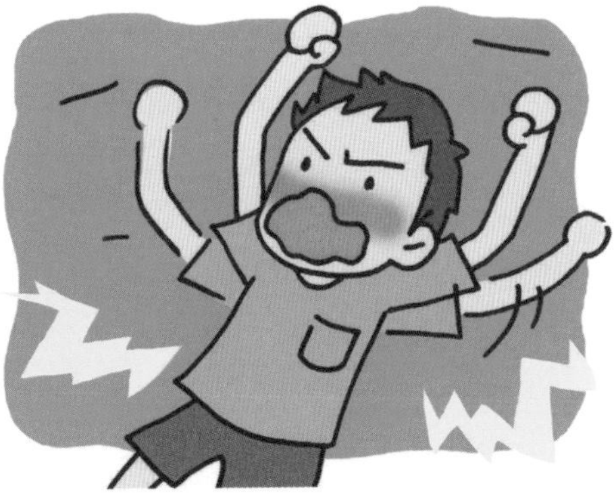

家長心得 3

了解孩子連家人也無法親密互動

自閉症類群障礙的特質之一，是難以建立人際關係，對家人也不例外。

覺得媽媽的聲音是雜音

不少個案遇到不順心的事就會大聲哭泣或情緒失控，這種時候就算母親再怎麼擁抱安撫，都不會停止哭泣。或是一起看電視，就算被父親叫了許多次，也都不轉頭回應。

自閉症類群障礙兒童的許多行為，讓人以為他們無視家人的關心和對話。

這樣的行為並不代表孩子無法感受親情。擁有這些特質的孩子，在感覺和溝通上有偏差性，他們無法理解母親或家人說話的意思，也不知道自己為什麼會被觸碰。

若是家長忽視這種特質，無端地一直叫他，或是突然擁抱，只會讓孩子愈來愈反感。

孩子一定會有一些開心和願意傾聽父母講話的訊號。

在感嘆孩子不會表現關愛之前，應先充分理解，再以符合孩子特質的方式與他溝通，表達關愛。

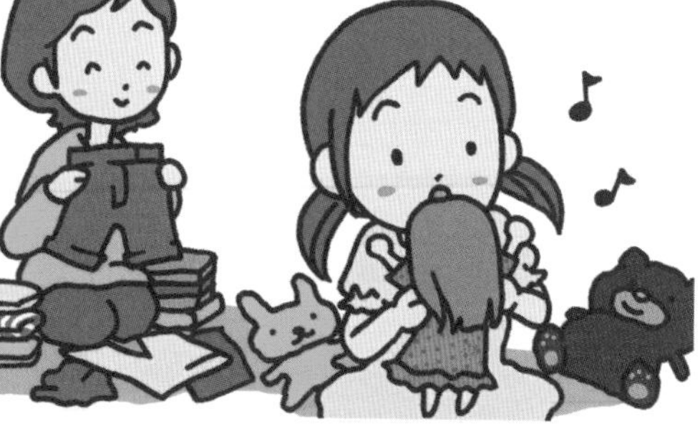

用適當的方式向孩子表達關愛

和孩子在一起的時候直接告訴他：「媽媽愛你。」即使孩子沒有任何反應，也能自然感受到來自父母的愛。

【連家人也有這種互動】

不擅溝通與社交的孩子，也無法向家人表示親暱。

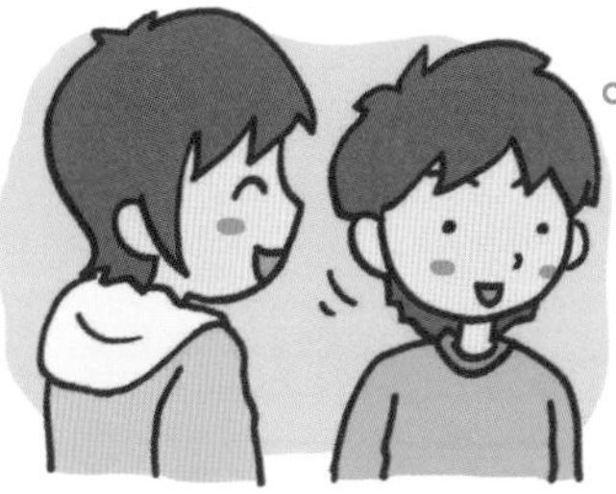

無法眼神交會

即使笑著和他說話，孩子也不會看你的眼睛。並不是他不願意溝通，而是因為眼神交會，讓他無法集中注意力在說話上。

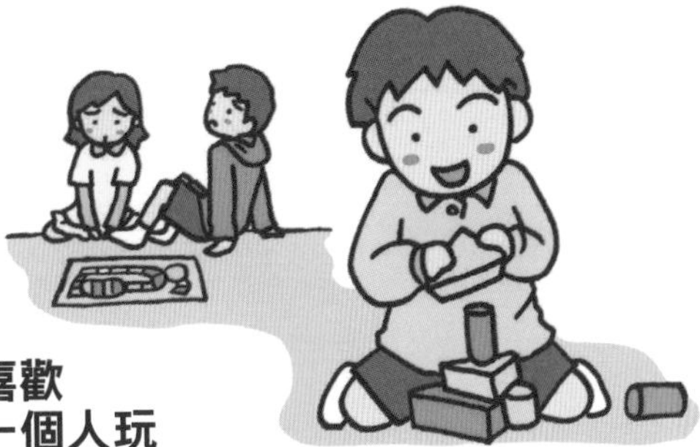

喜歡一個人玩

比起跟父母或兄弟姊妹玩，比較喜歡自己一個人玩。即使父母不在身邊，也會一直玩下去。孩子會因為完全專注遊戲中，而忘記父母和手足的存在。

不喜歡不住在一起的祖父母

不會接近平常不住在一起的祖父母或親戚。即使爺爺買玩具送他，也只對玩具感興趣。

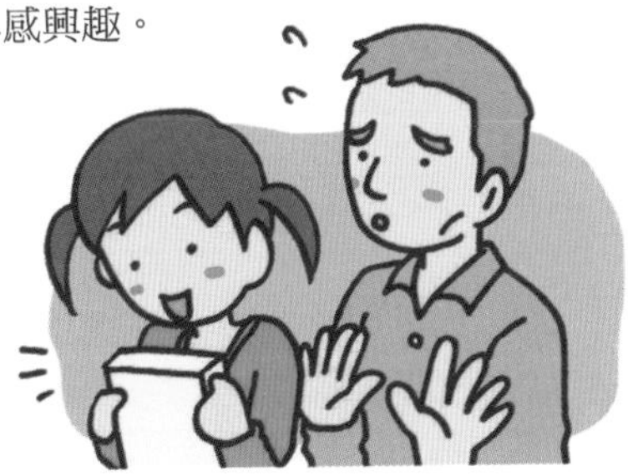

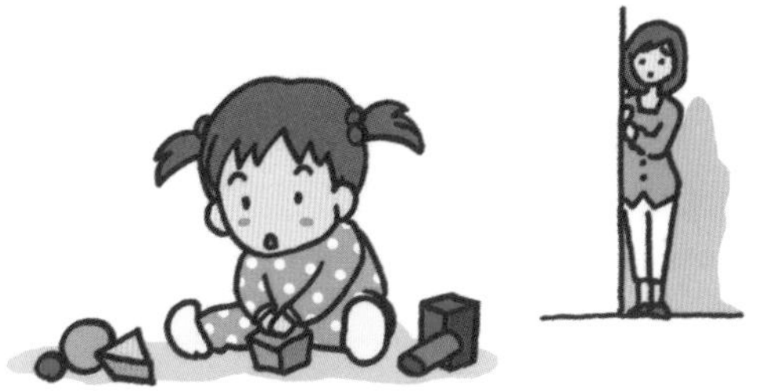

不會追著父母跑

到了學爬、學走路的階段，也不會追著媽媽。看不到父母也不會哭泣，還是一個人玩玩具。

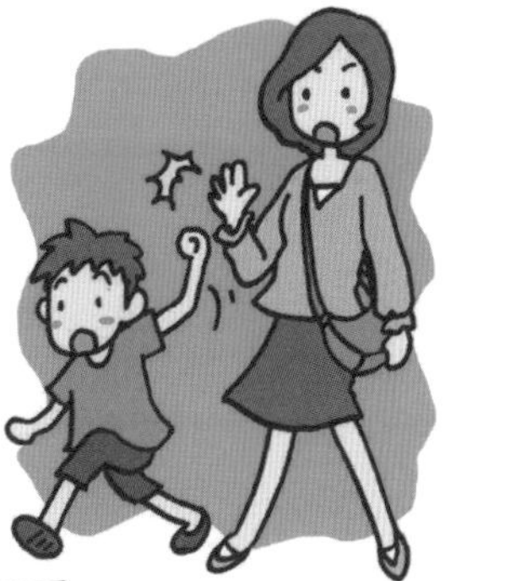

討厭牽手

走在馬路上討厭大人牽他的手，會把手甩開。和父母失散也會一直走下去，迷了路也不會哭，一副無所謂的樣子。

這些只是孩子的個人特質，
不用感到受傷，請接納孩子特色。

家長心得 4

何時向孩子說明其特質？

隨著年紀增長，孩子會慢慢發覺自己的不同。與孩子溝通時，不要隱瞞也不要逃避，明白的告訴孩子。

小學高年級是說明的好時機

到了小學高年級時，孩子本身會察覺自己跟其他人談話上所產生的代溝，以及行為上「好像哪裡有點怪」，進而意識到自己的身心特質。

若家裡的書架上有放發展障礙或自閉症類群障礙相關書籍，沒有智能障礙的孩子可能會注意到這些書。

即使孩子感受到壓力，只要在學校沒有發生太大的問題，多半不會向家長傾訴。但是沒來由的被周遭的人遺忘，又被同儕排擠，孩子會慢慢開始討厭上學，連生活都感到艱難。

在小學高年級的階段，只要孩子看起來有煩惱就可以進行親子對談。

不要逃避任何問題，也不要轉移話題，好好的把孩子擅長和不擅長的項目進行詳細的說明，只要明確向孩子傳達真實狀況，就能帶給孩子安定感。

正確傳達特質

向自閉症類群障礙兒童說明其特質時，用「只要努力就能治好」的鼓勵式說法，只會得到反效果。

在說明孩子的特質時，可以先肯定孩子的專長和優點，再說明他在社交上的困難處。

必要的時候，可與專科醫師等專業人士一同向孩子說明。

【說明的最好時機】

嬰兒期
2 歲前多半很乖很好帶。 ▶▶ **沒有說明的必要**

幼兒期
3 到 4 歲時，個人特質會逐漸顯現。不會追著母親跑，比較喜歡自己玩玩具。 ▶▶ **沒有說明的必要**

學童期
社交與學習面出現極端的落差，開始察覺與同儕不同。必要時，請向專家諮詢。 ▶▶ **可考慮說明**

青春期 青年期
學習與社交不順而感到壓力，甚至因為生活上各種挫折而有被害妄想。必要時請向專家諮詢。 ▶▶ **必須說明**

不要逃避和欺騙，忠實傳達專長與特質

✕ 長大就會自然好

○ 我會一直支持你

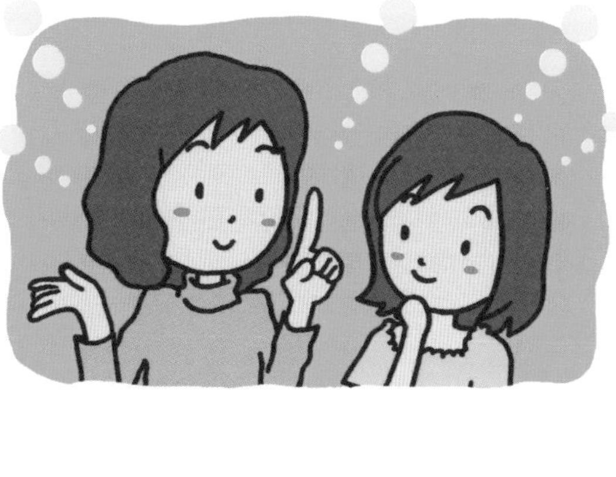

○ 我會永遠站在你這邊

✕ 這是一種病

家長心得 5

是否該向兄弟姊妹說明？

對有社交困難的孩子而言，手足是社交方面的協助者。應在適當時機向手足或同儕解釋孩子的狀況。

因為特質而發生的手足爭執

在育兒過程中，難免會有一段時期，自閉症類群障礙的孩子與兄弟姊妹感情不好，可能是孩子獨占了其他兄弟姊妹的玩具，或因為孩子的特質而被手足討厭。

多數的家長容易偏袒自閉症類群障礙的孩子，叫其他兄弟姊妹一味忍讓。但長久下來，這麼做只會造成手足間的隔閡。

孩子們發生爭執時，不用急著斥責和阻止，而是向孩子說明自閉症類群障礙的特質，諸如：「他很害怕大聲講話。」「他其實聽不懂你在講什麼。」同時告訴孩子：「你們都是我最重要的寶貝。」以表示對孩子們施以平等的關愛。

等孩子到了能完全理解的年紀，再好好解釋自閉症類群障礙的特質，聊聊如何以家人的力量，支持擁有特質的孩子。

周遭的不諒解導致二次障礙

這些特別孩子會產生拒學之類的二次障礙，原因多半來自在學校與同學間的衝突。因為特性造成不排隊、亂動不守規則，或是太注重守時，對遲到的同事過分指責，而演變成磨擦和心裡陰影，最終很可能會導致拒學。

為了盡量避免衝突和排擠的情況發生，讓同校同學和鄰居，也都能理解自閉症類群障礙的特質是非常重要的。

大多數的狀況下，孩子本人都是沒有惡意也不是任性。但無論如何，同儕若能先理解孩子會因訕笑和排擠感到痛苦，就能為孩子打造一個更友善的校園環境。

【讓手足關係更融洽】

同時留心兄弟姊妹的狀況

家長難免還是會以自閉症類群障礙兒童為中心，但別忘了也要留心其他手足。不時向孩子們傳達：「你們都是我重要的寶貝！」把關愛說出來。

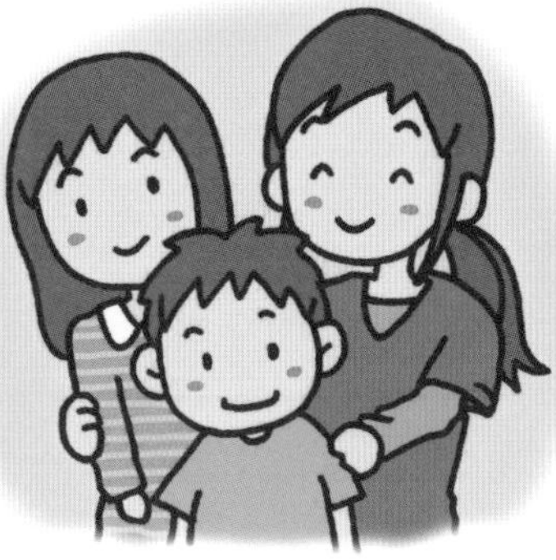

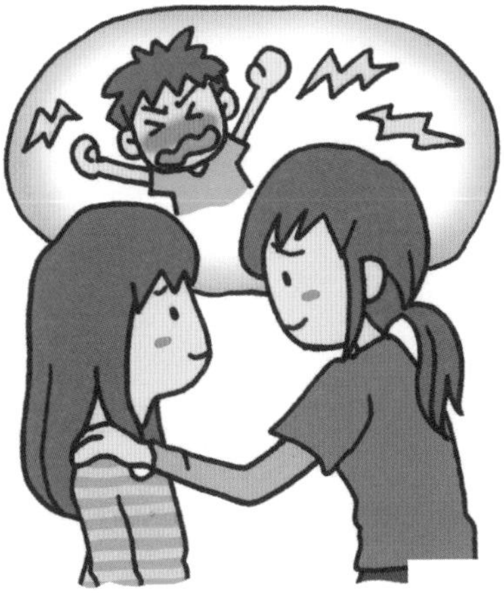

不要讓兄弟姊妹成為照顧者

雖然需要兄弟姊妹理解自閉症類群障礙特質所產生的問題，並給予協助，但家長也要理解其他孩子也有依賴父母的情感需求，避免讓手足扮演第二照顧者的角色。

打造其他孩子能安靜獨處的空間

擁有自閉症類群障礙特質的孩子，一旦情緒失控，也會造成其他兄弟姊妹的壓力。打造一個可以讓其他孩子感到安靜舒服空間。

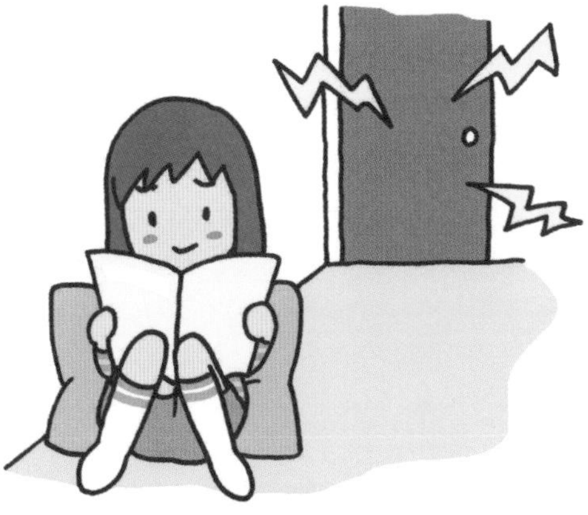

家長心得 6

如何選擇托兒所、幼稚園、學校？

到了入學年齡，家長必須謹慎挑選學校。不要勉強孩子，應當選擇能輕鬆就學的地方。

藉由試讀觀察狀況

自閉症類群障礙兒童即使沒有智能發展遲緩，仍然擁有自閉症的基本特性。到了3歲必須進幼稚園或托兒所時，家長不免擔心孩子的人際關係與溝通問題，會產生許多不安與煩惱。可先讓孩子入園試讀，再觀察孩子與同學的互動。家長應主動與老師討論孩子的狀況。與老師溝通時，可先把孩子大概「可以做的事及不能做的事」列出來，寫成小筆記交給老師，讓老師更容易瞭解狀況。

學校的教學方針與特色是否適合孩子，也是必須考量的重點之一。此外，園內是否有特別支援制度，或是專業的巡迴講座等，只要家長感到興趣的部分，最好都先向園方詢問。

選擇配合孩子特質的學校

選擇學校最重要的考量項目是孩子是否會感受壓力，能否快樂渡過校園生活。學校和學制有許多不同的種類。有普通學校的普通班，或是普通學校裡特別設置的特教班，另外還有為了發展障礙成立的特別教育學校（**審定註：台灣還有在普通班但可享有特教資源的模式**）。

各縣市政府針對入園和入學的補助金、特教老師的保障名額以及是否有老師的講習會，各有不同的規定。此外有些幼稚園和小學沒有相關的制度規定，無法接收自閉症類群障礙的學生。只要沒有智能遲緩或暴力問題，進入一般的幼稚園或小學即可。若孩子不適合一般幼稚園和小學的團體生活，可向確診的醫生或專科醫師（兒童青少年精神科、發展障礙專門的小兒科）、各縣市政府的早期療育中心尋求轉介。有些單位都會給予交通補助或治療中心的資訊。只要孩子每天期待去幼稚園或學校，自然會覺得「和同學建立關係很愉快」，若能遇到瞭解的老師，自然會對人產生信賴感。無須堅持讓孩子上普通班，以孩子能快樂上學與學習為衡量去選擇學校。同樣是自閉症類群障礙，每個人在特質上也會有極大差異和程度的不同，很難說哪裡比較好。儘早多看幾間學校和不同班級，並與老師討論，忠實敘述孩子的狀況，同時確認學校的體制與教學方向。

【向老師解釋孩子的狀況】

選擇幼稚園或小學時，向老師清楚傳達孩子的狀況，讓老師更容易掌握其特質。

- ☐ 是否對同儕感興趣
- ☐ 是否跟同儕建立關係
- ☐ 是否會模仿其他孩子
- ☐ 是否會一個人安靜的玩
- ☐ 會聽大人講話嗎
- ☐ 哪些字聽得懂，那些聽不懂
- ☐ 是否能一個人上廁所

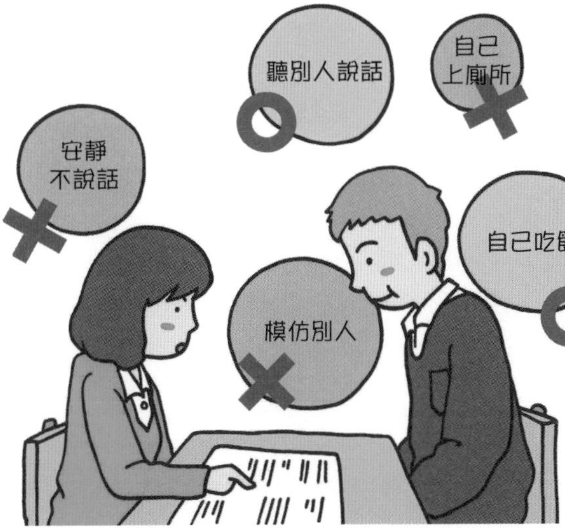

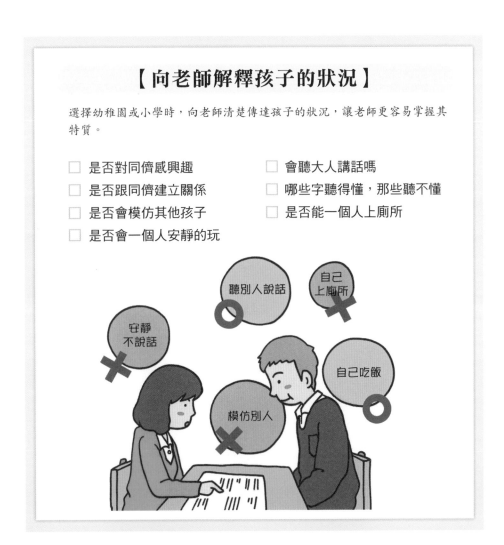

教養孩子的8個祕訣

對自閉症類群障礙兒童而言，諸如洗臉、吃飯……這類日常生活小事，也有不少困難。藉由以下8個祕訣，養成孩子良好的生活習慣。

祕訣1 一次講一件事

即便沒有智能或語言發展遲緩，特質的偏差性造成孩子無法理解部分語義，以及無法同時處理二件事。因此口語指示和說明時，要簡短、具體。

如果今天媽媽說：「坐在椅子上吃蛋糕。」孩子可能會站著吃蛋糕。這絕不是沒在聽媽媽講話或是故意反抗。孩子的特質就是聽到長文，會忘記前半部，真正進到腦子裡只有一部分。

在這種情形下應該先說：「先坐到椅子上。」再說：「吃蛋糕吧！」分成二句，一次講一件事，孩子才能理解。諸如關電視、坐椅子、吃飯這些連貫動作，也不要一次全講，要一個一個傳達。

此外要告訴孩子蘋果的事，若一口氣說：「這是住在青森的奶奶送的蘋果唷。又紅又亮好好吃的樣子！」這樣只會模糊孩子的焦點。孩子不知道這到底是蘋果、還是青森的東西，還是奶奶。只要說一件事：「這是蘋果。」孩子就能把東西和字連結起來。

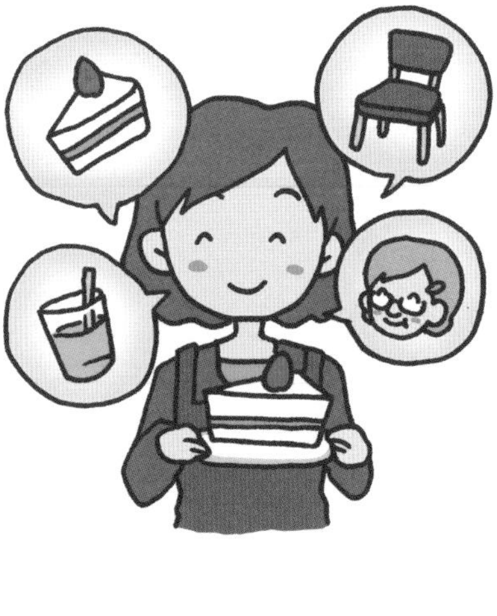

祕訣 2

用字具體

像蔬菜、水果、車子這類「集合名詞」，自閉症類群障礙的孩子很難聯想這什麼東西。例如告訴孩子：「每天都要吃蔬菜。」接著端出高麗菜。等到其他日子，媽媽拿出菠菜，小孩可能會問：「今天不吃蔬菜嗎？」對這個孩子而言，蔬菜等同於高麗菜。

有時候希望孩子幫忙收拾餐桌和打掃，若說：「把桌上的餐具拿去流理台。」孩子可能會瞪大眼睛不知所措。

不少孩子就算知道什麼是杯子、碗、碟子，也無法理解他們的通稱叫「餐具」。這種情形要說：「拿杯子過來。」再說：「拿碟子過來。」像這樣具體講出名稱，依順序給予指示，孩子才能理解。

孩子幫忙做好家事後，不要忘記給予讚美，母親的褒獎是孩子最大的成長動力。

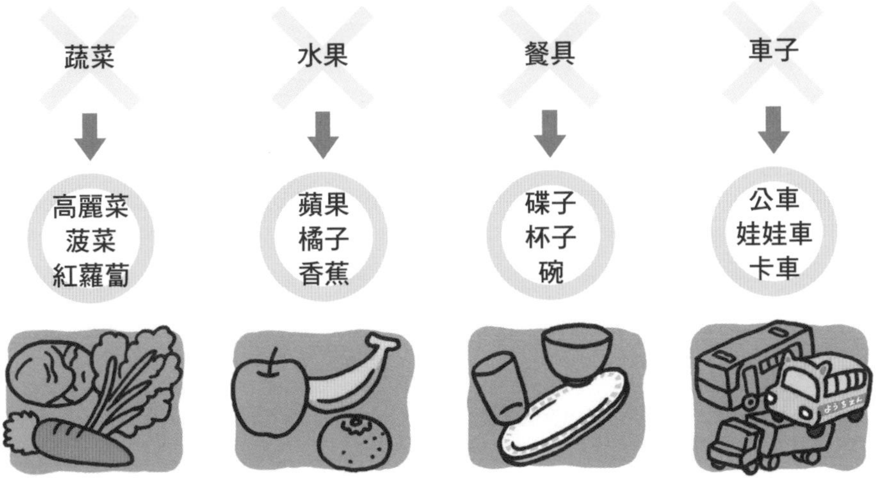
蔬菜
高麗菜
菠菜
紅蘿蔔
水果
蘋果
橘子
香蕉
餐具
碟子
杯子
碗
車子
公車
娃娃車
卡車

祕訣3 指示明確簡單易懂

若對孩子說：「洗好澡，來吃蛋糕。」孩子一定聽不懂指示是什麼。

因此要先說：「先洗澡！」像這樣給孩子下指令時，句子要短，指示要簡單。

不要作不具體的指示 要具體說出做哪些事

就算是簡單指示，像「收一下房間」，也算非限定的指示。孩子會無法想像該做哪些事，怎麼做才好。

應該說：「把書放到書架。」「空的袋子放進垃圾桶。」這類能讓孩子在腦海出現想像的簡短指示。

此外，外出買東西時對孩子說：「在這等一下。」孩子也會無所適從。應該改說：「你看看這本繪本。」給予具體的行為指示。

孩子不擅長去連想抽象的事物或眼睛看不見的東西。「有沒有忘記什麼？」、「你還好嗎？」這類曖昧的說法孩子會搞不清楚意思，應該問他具體的問題，如：「國語作業帶了沒？」

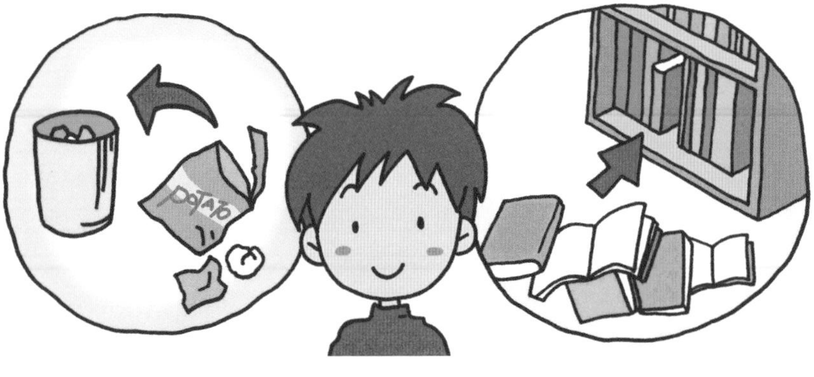

祕訣 4

先教他做得到的事

自閉症類群障礙兒童的特質就跟個性一樣，每個人都不同。

例如有些孩子害怕碰水，所以洗臉和洗澡都承受極大的痛苦。有些孩子不太會用手指頭，導致穿衣服和扣釦子都花很久的時間。也有些個案在如廁後，不知道衛生紙要用多少才恰當，結果一次用掉半捲衛生紙。

對我們來說沒什麼大不了的生活小事，對他們而言都會產生一些問題。

無論是誰，只要遇到挫折都會喪失信心。更何況是這些擁有自閉症類群障礙特質的孩子，每天更是承受著巨大的壓力。

不要催促和責備他們：「快一點！」「怎麼還沒好？」而是配合孩子的特質，一個一個慢慢教他，不要焦急，讓孩子慢慢學習。

每當孩子學會一項新的事物，和他一起分享喜悅，好好稱讚他。

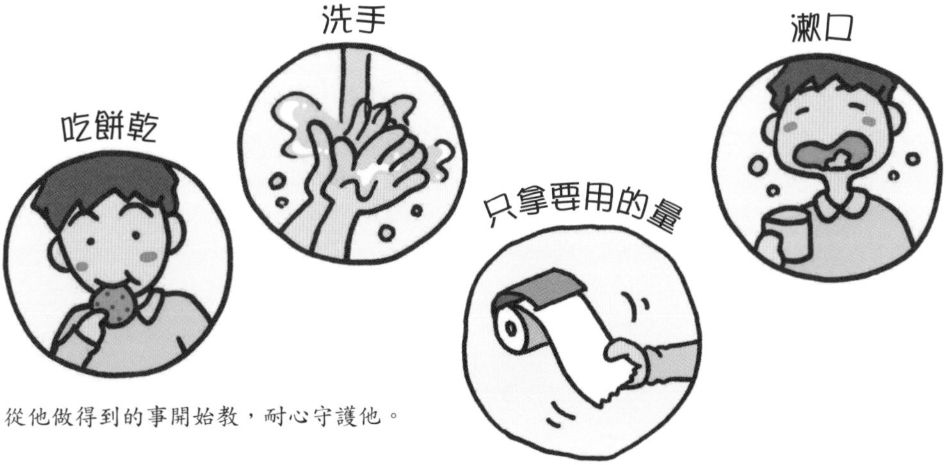

從他做得到的事開始教，耐心守護他。

秘訣 5 視覺呈現

若用說的講不清楚，可以製作圖片，以視覺方式呈現說明內容。

很多時候運用印有插畫、符號、照片的圖卡，可以讓孩子學到新的字彙，並且更容易溝通。

語言對孩子來說比較容易忘記，但以視覺方式呈現訊息，可以在一瞬間用影像傳達又容易理解。也有一些孩子擅長閱讀，比較喜歡字卡。

若孩子一直無法學會吃飯或洗澡等生活習慣，也可以製作「視覺圖卡」來教他。

【洗澡順序的視覺卡片】

把洗澡的方法依順序畫下來，貼在浴室入口。

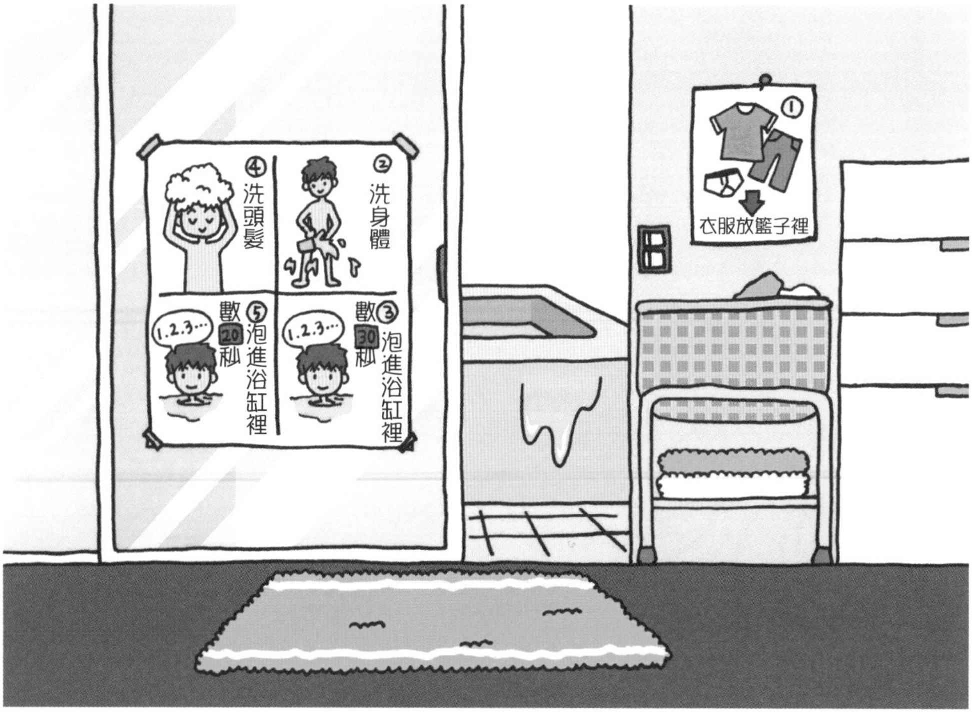
①
衣服放籃子裡
②洗身體
③泡進浴缸裡
數30秒
1.2.3…
④洗頭髮
⑤泡進浴缸裡
數20秒
1.2.3…

例如在浴室門口貼圖卡，寫上洗澡的順序：
「衣服放籃子裡」↓
「進浴缸前用溫水洗身體」↓
「泡進浴缸數30秒」↓
「洗頭髮」↓
「泡進浴缸數20秒」。
這樣教會比用說的更好理解。

【覺得電視很吵的時候】

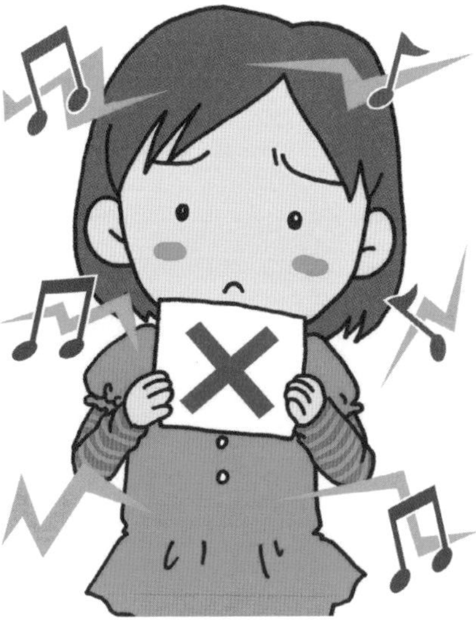

請孩子在遇到討厭的事或希望別人停止，就拿出畫有 × 的卡片。也可以運用〇卡和 × 卡讓孩子區別好事和壞事。

運用視覺圖卡減壓

有些自閉症類群障礙兒童喜歡和別人講話，卻無法讀出對方情緒，而自顧自地講個不停。這種時候即使對他說：「我很忙所以不行。」孩子也不知道對方為什麼不行，或以為對方討厭自己，而產生被害者意識。

遇到這種情況，可以製作類似足球比賽裡用的黃牌卡片，在上面打上「×」，拿出來給孩子看，此時他就能理解要趕快把話停下來。此外教導孩子如何使用圖卡，例如：「如果聽到討厭的聲音，遇到討厭的事就給我們看×卡片」，讓家庭內的溝通更加流暢。

讓孩子學習使用圖卡，慢慢學會該有的生活習慣，一步步提升能力。

這些擁有特質的孩子無法好好表現請求或不喜歡的情緒，經常會把壓力累積在心裡。若學會使用視覺圖卡這種表達方式，能適度為孩子舒壓。

秘訣 6

不以否定方式責罵

因自閉症類群障礙就溺愛或採取放任主義，對小孩並不是件好事。但在糾正孩子時必須注意幾件事。自閉症類群障礙兒童對「不行」、「不對」、「很奇怪」之類的否定字彙，及「給我去做……」等的命令句很敏感。有時家長不覺得很嚴厲，孩子卻感覺非常嚴重。自閉症類群障礙兒童往往處在壓力之中，若經常指責他，容易導致被害妄想和拒學，到了青春期會變得精神緊繃。

假設本來想說：「包包不要隨便亂放。」可以改成：「包包要放在自己的房間裡。」這種具體肯定的說法。另外「給我快一點」可以改成「你可以快一點」，效果會比較好。對聲音和接觸敏感的孩子大聲斥責或強拉他的手，孩子反而會不知所措而情緒失控。發現孩子有情緒失控的徵兆時，可以替他把心情用具體語言表達出來，例如：「你是不是覺得很生氣？」、「你是不是覺得很不安？」這麼一來孩子會感到安心而放鬆下來。當孩子無法順利做某些事，若直接說「這樣做不對」或「你要依照我的方法去做」，孩子會覺得自己做的事完全被否定，而喪失繼續做下去的動力。為了讓他不要失去興趣，家長可以改成「要不要這樣做做看」、「試試看這樣好不好」給他不同建議。外出時若不希望孩子到處亂走，比起「不要亂晃」、「不要走來走去」，應該指著椅子給予正面的指示說：「要不要坐椅子？」更能讓孩子理解。

糾正孩子要配合其特質

自閉症類群障礙兒童跟兄弟姊妹吵架時，若只責備其中一方，會讓孩子覺得家長偏袒。平等對待兩方是最基本的教育方式。

即使家長用很生氣的臉罵：「你不可以這樣！」有些孩子可能會不知道發生什麼事。自閉症類群障礙兒童對臉部表情的解讀很弱，即使父母表情嚴厲，孩子也不知道父母在「生氣」。再者，「這樣」到底是指哪樣孩子也無法明白，只會感覺自己單方面被罵。若無法配合孩子特質去糾正，不但沒有效果更會帶來反效果。非得教訓小孩時，避免使用代名詞，也不能用迂迴說法，而是盡可能具體告訴他該怎麼做才好，這麼一來孩子也比較能理解。對表情解讀很弱的孩子，應該向他解釋各種表情所代表的意義。

【糾正孩子也要多用心】

簡短、具體的糾正。
再加上
正面肯定式的建議。

不要使用代名詞、
迂迴說法、
否定措詞和肢體語言。

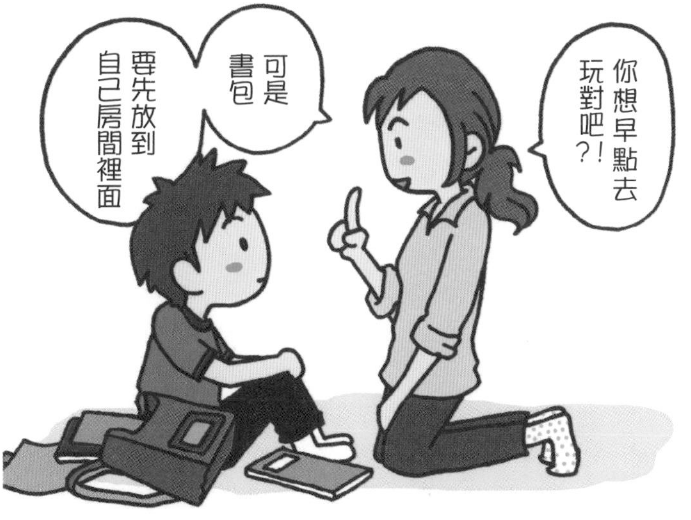
你想早點去玩對吧?!
可是書包
要先放到自己房間裡面

祕訣 7
預先告知計畫

自閉症類群障礙兒會因為不知道下一步要怎麼辦，而感到不安。想叫孩子幫忙做家事時，可以告訴他明確的開始和結束時間，以及做什麼事，比如：「三點之後，我們一起去〇〇超市買東西。」

在時間描述上，像「再一下下」、「差不多這樣」這類需要默契和自己判斷的用語，孩子會不知道到底是多久。用手指指時鐘告訴他「幾點」或「再三十分鐘」等方式，非常重要。

【善用行程表】

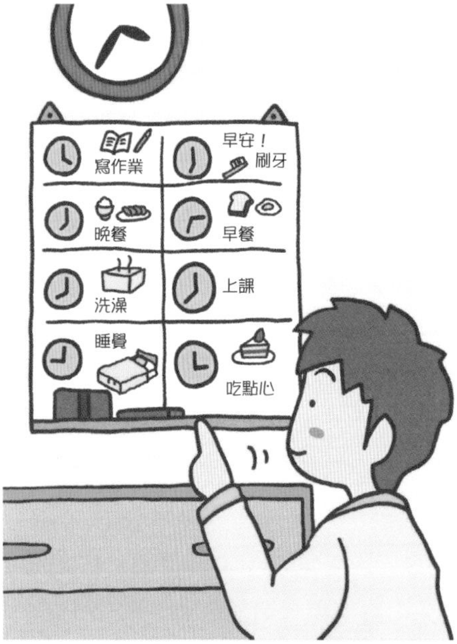

早、中、晚分開，畫上時鐘和插圖來輔助說明，讓孩子理解。

孩子不擅長掌握時間，也無法猜測要多久才能結束，因此什麼時候結束也要讓他用眼睛確認。

用行程表讓他知道接下來做什麼

像是「起床後洗臉，接著再刷牙……」這種指示比起嘴巴說，用圖卡或照片示意會更容易理解。

上小學後可以製作畫有插圖的一日行程表，讓時鐘圖和事情插圖並排，幫助孩子自然習慣作息順序和時間流動。依據孩子理解程度，可新增一周行程表或月份行程表填入更多內容。

【一周預定表】

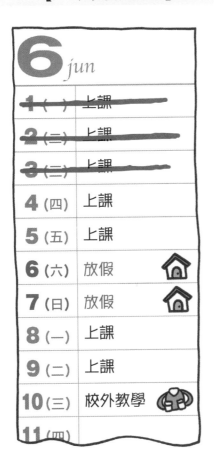

【圖卡式行程表】

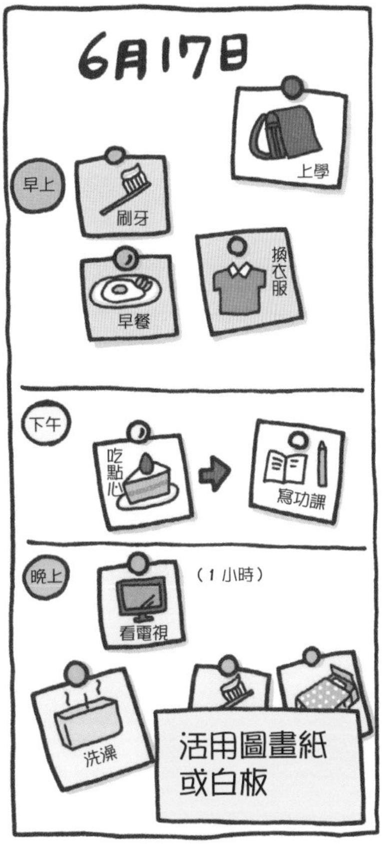

注意！

部分自閉症類群障礙孩子看到行程表排得太滿，也會覺得混亂或感到厭煩。行程表需依據孩子的特質和發展的程度製作。有些沒有智能和語言遲緩的孩子，喜歡艱難的國字，用文字表現，他們會看得更開心。

若行程突然改變孩子會陷入焦慮，在行程表上只寫已確認的行程，有變更時需儘早告訴孩子。

秘訣 8 適合孩子特質的衣服

堅持穿同一件衣服，就算弄髒，出門前要幫他換另一件就會大聲尖叫……，這類穿著打扮問題在成長過程中經常發生。自閉症類群障礙兒童對服裝的感覺可分成二個極端的類型，有些孩子對衣服很固執，有些則是太隨性。家長可以從以下①~③的特性來瞭解孩子為什麼對穿著打扮有堅持。

①感覺反應

比起衣服的顏色和造型，會用材質和觸感來選擇衣服。

②個人堅持

對衣服的顏色和造型有堅持，傾向一直穿同一件衣服。完全忽視季節變化。

③缺乏社會性

完全不在乎別人的眼光，隨便什麼衣服都能出門。

如果幼稚園或小學需要穿制服，孩子又堅決不穿的時候，可以跟學校反應是否能通容。

因服裝被同儕孤立

一直穿同一件衣服，或者不配合季節換衣服……。這些因為自閉症類群障礙特質造成的堅特或感覺過敏，會在成長的過程中，反應在穿著打扮上。而穿著打扮也是決定一個人外在形象的重要因素。自閉症類群障礙兒童本來就跟同儕不太一樣，加上衣服又比較特別，很容易會成為同學霸凌或被排擠的原因。很多孩子沒察覺服裝打扮上的問題，家長應該從旁協助。尊重孩子對服裝的喜好與堅持之餘，還是可以給予建議，例如：「白襯衫的釦子扣了嗎？」「手帕有沒有帶？」每天在出門前幫他檢查服飾儀容。藉由每天出門前檢查，有助孩子留意穿著打扮。

【顯現在穿著上的自閉症類群障礙特質】

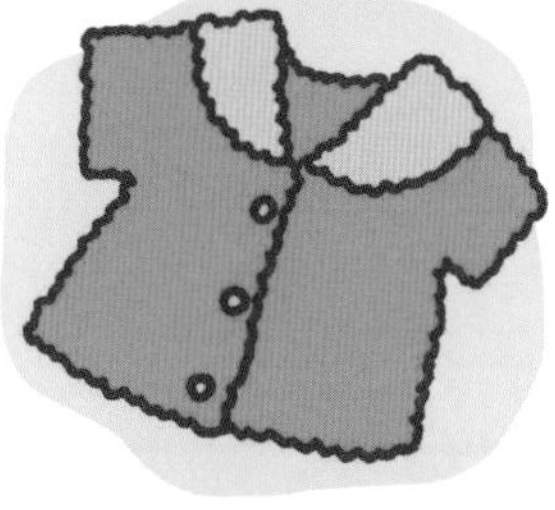

感覺過敏

固執

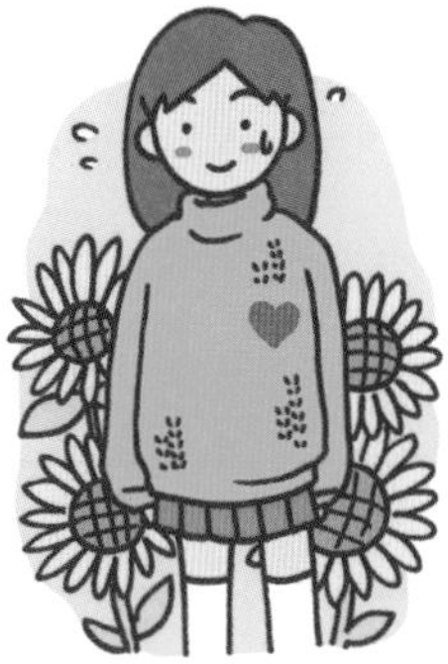

太隨興

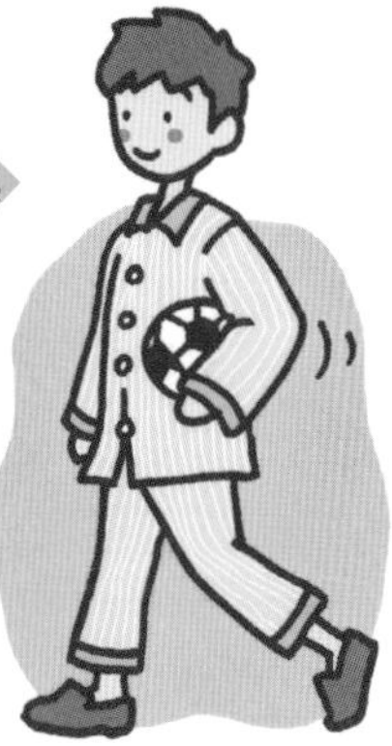

各種應變方法

多準備幾件孩子喜歡的衣服

孩子若特別喜歡某件衣服的觸感和顏色，每天都想穿的情況下，同樣的衣服可以多準備 2、3 件來替換。

喜歡柔軟的觸感

孩子若喜歡柔軟或光亮的觸感，可以在衣服或包包上縫一塊他喜歡的布。

堅持釦子要全扣

若孩子堅持上衣的釦子要全扣，可以準備布料較涼快的衣服。

帽子鬆緊帶

若討厭幼稚園帽子的鬆緊帶，可以把它拿下來。制服袖口的鬆緊帶，先考量是否會太鬆，太鬆的話用鍛帶打結。

新衣可以先洗過

若討厭上漿或新的衣服，可以先洗過或弄得軟柔再給孩子穿。

在意標籤和縫線

對肌膚敏感的孩子而言，縫線、標籤和預備用的釦子都會刺激皮膚。購衣時要小心留意。

完全不在意穿著

衣服穿反、鞋子左右不分、內褲露出來……。無論是穿著隨便還是完全不拘小節，都是一種個性，家長多加注意就好。

自閉症類群障礙

常見問答集 Q&A

家長對自閉症類群障礙的所有困擾，
由宮本醫師給您最簡單明瞭的建議！

Q1 孩子似乎有自閉症類群障礙傾向，是否該就醫？

A 若日常生活沒有太大問題，可先多加觀察一陣子再決定。

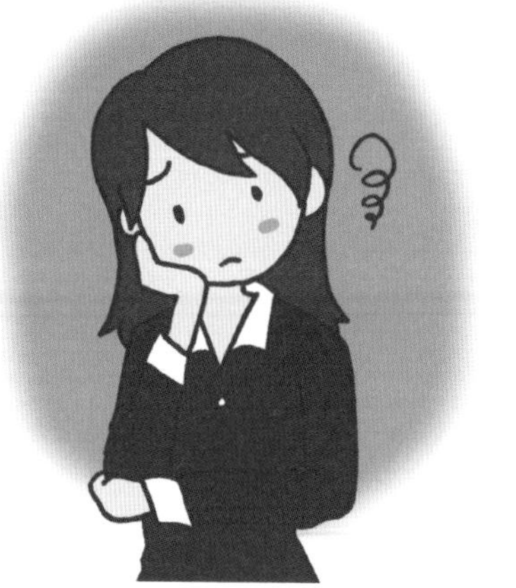

會猶豫是否該看醫生，以及沒有對日常生活帶來太大的問題，因此沒有馬上就醫尚可接受。即使有一些輕微自閉症類群障礙的特徵，但沒對生活造成什麼妨礙的話，就不會被診斷為自閉症類群障礙。不用著急，從旁保護孩子就好。

如果日常生活明顯發生問題，可到醫院或相關衛生單位、兒童發展聯合評估中心尋求協助（參考138頁）。即使已被確診為自閉症類群障礙，只要獲得專家和身邊人的支援，並且配合孩子的特質和個性，學會適應和生活技能，即使發展上比一般的孩子緩慢，生活也不會有太大問題。

Q2 生起氣來就對我（媽媽）或妹妹暴力相向。如何與暴力傾向的孩子相處？

A 帶到別的房間，讓他冷靜下來。

帶有暴力與危險行為的情緒失控，最基本的應對方式，就是把他帶到別的地方，在他自己冷靜下來之前，放著不管。冷靜後，再好好詢問本人為什麼生氣的原因和打人的理由。通常情緒失控的原因大多是焦慮。孩子無法用語言表達情緒，加上身邊的人無法理解，讓他覺得生氣，才會哭泣或打人。這時取得共鳴非常重要，可以試著對孩子說：「我瞭解你的不安。」當孩子在幼稚園或學校與同學發生衝突時，可與老師溝通，請老師幫忙注意孩子與同學的關係。

若孩子說出「死掉」或「殺人」這類聳動的話，也不要不分青紅皂白責備他。當孩子想表達想法，為了對話能繼續，不要對任何話題顯露出嫌惡與抗拒，只要靜靜聽他講完，再告訴他：「原來你是這樣想的呀！」就好。最後再解釋一般的常識，如：「死掉很恐怖唷！」「不能殺人喔！」

Q2 自閉症類群障礙的發生率是否因國家或人種有不同？

A 全世界皆共通。

自閉症類群障礙的發生率不會因人種有不同，世界各地的發生率約占總人口數的 1%（100 人中 1 人），比率不低。男女發生率也是世界共通，約為「男 4：女 1」。目前還沒有資料說明為何男性發生率較高。有說法指出，一般男性大腦的免疫力較女性大腦弱，容易遭受感染。

自閉症形成的原因現階段沒有科學的解答，也與環境和人種無關，而是與第一章提到的腦部及中樞神經的協調、傳達有關。

Q4 都一個人玩，會不會變成繭居族？

A 幼年時期一個人玩也不一定會變成繭居族。

沒有朋友也可以一個人玩得很開心的孩子，並不一定會變成繭居族。小學低年紀的孩子一個人玩，並不會構成太大的問題。

所謂繭居指的是青春期後想交朋友，卻遭遇挫敗而受傷，導致不再外出。到了青春期，才開始把目光轉向周遭，試著交朋友，卻發現大家早就三五成群在一起，只有自己孤身一人，而突然感到焦慮。用不自然的方式自我表達，卻被冷眼對待，因而害怕受挫，最後漸漸不再外出。開始想跟別人接觸，才有變成繭居族的可能性。

因此，為了孩子未來不要變成繭居族，在孩子還小的時候，家長就該帶他去不同的地方，體驗不同的事物，打開他的視野。最重要的是在成長過程中，慢慢增加孩子與社會的連結。

Q5 怎麼發展孩子的專長？

A 第一步先找到孩子的喜好。

帶孩子體驗不同的事物，尋找他的喜好。自閉症類群障礙兒童有些特別偏好。比方說：有不少孩子喜歡火車或汽車，可以給他們看火車圖鑑，帶他去鐵道博物館，在鐵道博物館裡，聚集不少鐵路愛好者，也是不錯的方法。如果孩子喜歡收集小汽車，除了買小汽車給他之外，可以進一步帶他去玩具博物館或引導他去看「真的小汽車」，或帶孩子到汽車工場參觀。讓孩子去體驗與興趣有關的事物，開展他的世界。比起只有遊玩性質的主題樂園，能讓孩子能主動學習的地方，更能激發孩子的潛能。

Q6 學什麼都不持久，已經放棄了三種才藝

A 把放棄當成理所當然，持續不斷地讓他體驗不同的事物。

學習最重要的目的在於藉由多種不同的體驗，開展孩子的視野。即使不持久，那也是尋找興趣的過程和嘗試。許多家長都以持久為目的，但中途放棄才是正常的。不要抱持「沒有持之以恆就是不對」的想法。所以學任何東西都不要一次預繳一年份的學費，以防萬一。

適度的鼓勵和嘉獎非常重要，不用勉強。只要孩子有興趣，覺得開心，自然而然會 繼續下去。

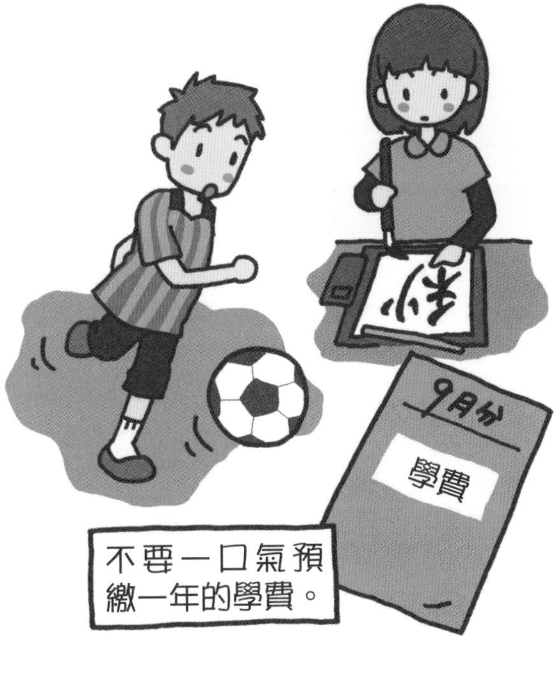

Column

專欄

為什麼會突然情緒失控？

自閉症類群障礙兒童有時會有一些「問題行為」，像是突然尖叫、咬自己的手或咬別人。這類問題行為被稱為「不適當行為」、「不適切行為」、「情緒失控」。以下將說明引起該行為的原因。

若要舉例說明他們身處的狀況，可以想像成自己一個人被丟到文化和語言都不通的異國，永遠不知道「等一下會發生什麼事」，生活充滿著不安與壓力。情緒失控只是一種焦慮的外顯化。

另外，情緒失控以外的問題行為，也被認為是自閉症類群障礙兒童的自我表達方式，原因是因為他們不知道其他的溝通方法。

自閉症類群障礙兒童乍看之下與人溝通沒有太大問題，但社交過程中卻會有種搭不上線的感覺，而這是造成壓力的主因。

若察覺孩子正在情緒失控邊緣，馬上同理孩子的情緒，把孩子的行動化為具體語言，如：「你是不是不甘心、很想大叫？」這麼一來就能讓孩子比較冷靜。接著再帶他到別的房間，在完全冷靜下來前不要理他。

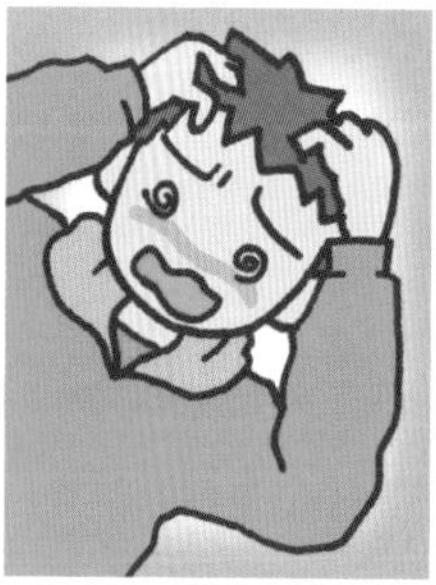

問題行為的理由與成因

問題行為必定有其理由與成因

◆發生未預期的事

・行程突然變更，不瞭解行程內容和時間配置。

◆無法用語言溝通

・聽不懂別人在說什麼。

◆無法表達意願和要求

・想叫別人做什麼。
・想要某樣東西。
・希望別人注意到某些事。

◆有不愉快的事

・聽到不舒服的聲音。
・看到不順眼的人事物。
・摸到不舒服的東西。

◆讓他困擾的環境

・不知道休息時間要做什麼。
・被說想做什麼都可以，但不知道要做什麼。
・現在正在做的事，不知道什麼時間該停下來。
・空間的氣氛或樣子突然改變。

第4章

在幼稚園和學校裡能做的事

自閉症類群障礙的孩子在學校生活，是快樂還是痛苦，完全取決學校與同儕對他的態度而定。為了打造更友善的學習環境，需要徹底瞭解其特質與實踐支援方式。

幼稚園和學校能做的①

是否向學校或同儕說明其特質？

是否向幼稚園或學校說明孩子的特質，是每個家長都得慎謹思考的問題。為了孩子好，詳細誠實的說明比較適切。

向導師完整說明孩子的狀況

自從特別教育法上路後，教職人員對自閉症類群障礙、注意力不足過動症（ＡＤＨＤ）、學習障礙（ＬＤ）等發展障礙的學童有更深的認識。

只要在小學入學健康檢查中**（審定註：台灣是入國小轉銜申請）**，認定有自閉症類群障礙等發展障礙特質，學校方就能掌握學生的狀況。反之，沒在入學健康檢查被發現（沒做入國小轉銜申請），家長也沒有將孩子的狀況明確與校方溝通，學校就無法提供協助和應對措施。為避免這種情形發生，家長應當把孩子的特質和社交上的障礙，詳細告訴幼稚園和國小學校的老師。

若擔心孩子會因為發展障礙的問題而被排擠，有這點顧慮是人之常情。但是自閉症類群障礙的每個孩子，都有完全不同的特質，級任老師是否能充分掌握和理解，會對孩子的教育與校園生活產生莫大的影響。為了讓孩子有更合適的受教環境，家長應密切與老師、校方保持聯繫。

讓同學和其他家長也能瞭解

自閉症類群障礙的孩子，往往會因其特質而遭受同儕的各種誤解。因為被觸碰就大聲尖叫而嚇到同學，或被其他家長誤會，形成流言，進而在班上被排擠。

孩子的特質由級任老師向同學說明是最好的方式，家長最好積極參加家長會，主動溝通說明，消弭誤會。有時候老師對班上同學公開孩子的特質，孩子會感到受傷。如何公開及其說明的內容，家長應與老師充分溝通。

【誠實告知老師孩子的特質】

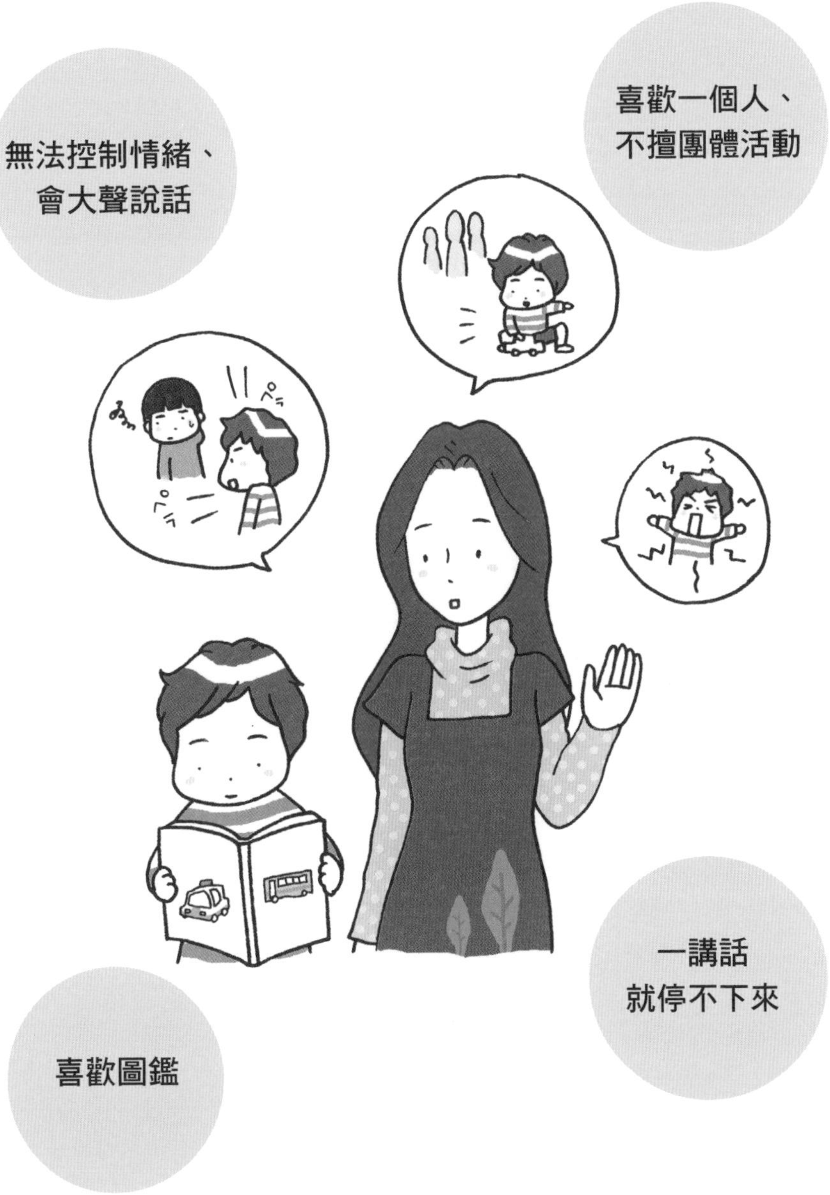
無法控制情緒、會大聲說話
喜歡一個人、不擅團體活動
一講話就停不下來
喜歡圖鑑

幼稚園和學校能做的②

儘早解決同學間的人際問題避免二次障礙

升國中和高中後，同學間的問題處理不當，很有可能會演變成拒學和偏差行為等二次障礙。

與校方取得共識預防問題發生

如前所反覆強調的一樣，自閉症類群障礙的特徵，會因為每個孩子的個性有很大的差異。有些孩子喜歡獨處，有些孩子很積極找同學搭話，卻因為自閉症類群障礙特質的關係在社交上造成磨擦，最後演變成意想不到的問題。

孩子還在小學低年級時，問題都很簡單也容易解決，但到了國、高中時期，同學間的問題沒有妥善的處置，有可能演變成拒學或暴力行為等二次障礙。

為了預防問題發生，家人與學校之間，務必要對孩子的特質有共識。對全班同學公佈特質，會讓孩子受到特別對待，有時會引發本人不舒服或感到自卑。在公開前，務必先取得當事人和家人的同意與充分理解。

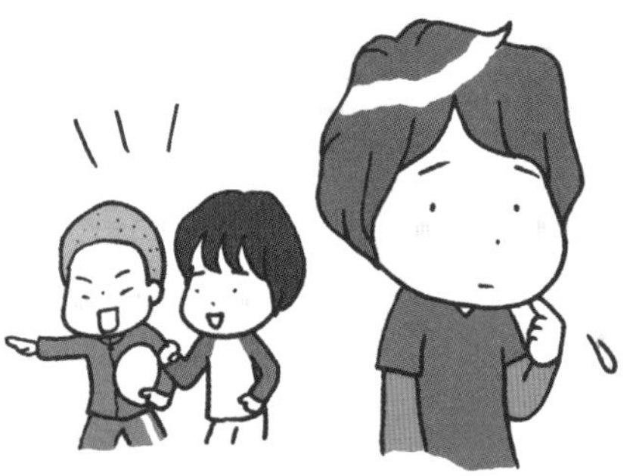

讓孩子受到特別對待，有時可能會讓孩子感到自卑。

儘早解決問題

與同學間一旦發生磨擦，應該儘早處理。特殊孩子的時間感受比較薄弱，往往事情過了一陣子後，會不明白「為什麼同學還在生氣」，讓雙方產生隔閡，接著又不自覺地做了相同的事，讓人更加不愉快。

無論是誰，相處磨擦一再發生，都會想跟對方保持距離，然後孩子一旦被孤立便會喪失自信。

自閉症類群障礙的孩子只要被責備或是跟同學發生爭執，都會受到強烈打擊。這項負面經驗不會被遺忘而是烙印在心裡，事後同樣狀況發生時，過去強烈的情緒會被喚醒，讓孩子受到同樣強度的衝擊。這種現象稱為「經驗重現（flashback）」。

部分孩子甚至因為記憶重現的問題，最後演變成被害妄想或拒學。

為防止二次障礙的發生，並給予孩子愉快的學習環境，儘早解決問題，以及得到同學的理解，是非常重要的關鍵。

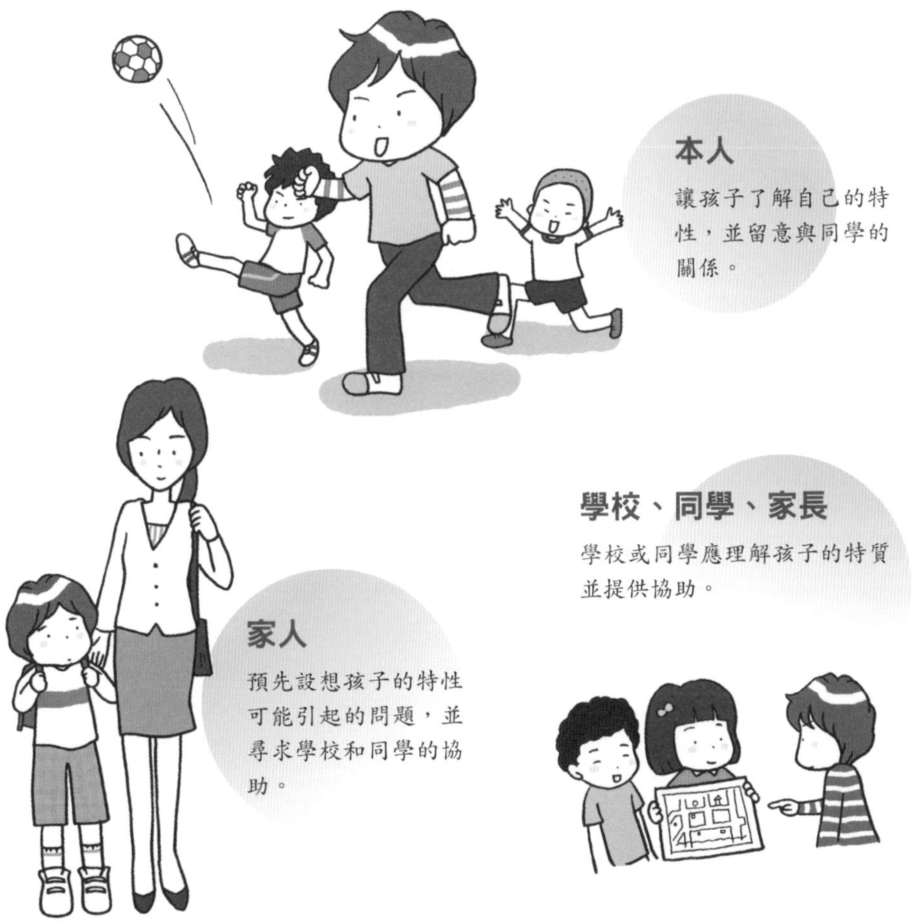

本人
讓孩子了解自己的特性，並留意與同學的關係。
學校、同學、家長
學校或同學應理解孩子的特質並提供協助。
家人
預先設想孩子的特性可能引起的問題，並尋求學校和同學的協助。

幼稚園和學校能做的③

關於TEACCH自閉症結構化教學

全世界超過45個國家引進TEACCH自閉症結構化教學。對自閉症孩子的學習與生活面，有顯著成效。

導入TEACCH結構化教學

TEACCH始於一九六〇年代的美國，作為自閉症類群障礙兒童的教學方法，發展至今。目前日本也以TEACCH為主流教學模式。TEACCH的宗旨是尊重自閉症類群障礙兒童的特質與個性，接納與包容其原貌。盡力消弭孩子在知覺、認知與他人的代溝，讓這些特殊的孩子能穩定獨立於社會生活，並終身給予援助。也可說是作為教育與援助的系統，幫助自閉症類群障礙兒童迎向活躍的人生。

TEACCH實踐手法最大特色是依目的性劃分室內空間，使環境可「結構化」，整頓成所有物品一目瞭然的空間。這樣的呈現手法，著眼於自閉症類群障礙兒童的視覺較聽覺更敏銳的特質。

日本於二〇〇五年實施《發展障礙者支援法》後，在全國各地皆有設置發展障礙者支援中心。各地中心配合地方文化與區域特性，引進TEACCH的結構性系統，已有不少應用實踐據點與機能性的施設可供使用。

TEACCH的歷史

TEACCH始自一九六〇年代中期，由美國北卡羅萊那大學夏普勒（Schopler）教授所提倡的結構性教學法。一九七二年北卡羅萊那州政府正式決議，引用TEACCH作為輔助教學系統。目前在九個地區中心、學齡前兒童療育學校、自閉症者居住的地區養護之家、就業介紹所等單位皆有設置相關設施。

美國州內各所公立學校將TEACCH引進教室，各地區也在不同場所內實踐TEACCH的結構性系統。

【TEACCH 的四個核心理念】

1 尊重個人特質

區分不同的自閉症類群障礙兒童，尊重每個人的相異特質。

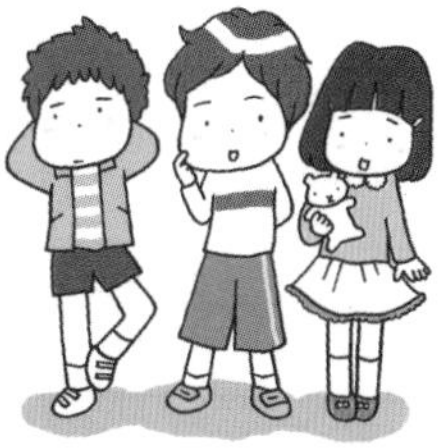

2 專家諮詢

與醫生或治療師諮商。

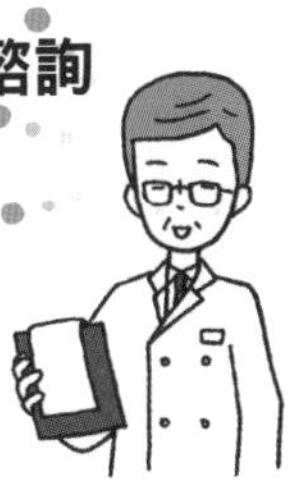

3 由大人配合孩子

由大人配合孩子的步調，協助理解而非強迫理解。

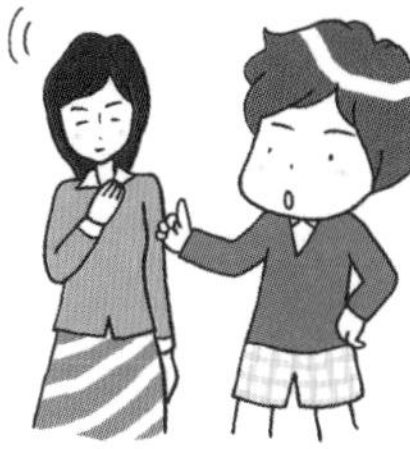

4 人生整體規劃

最終目標是引導孩子自立生活。

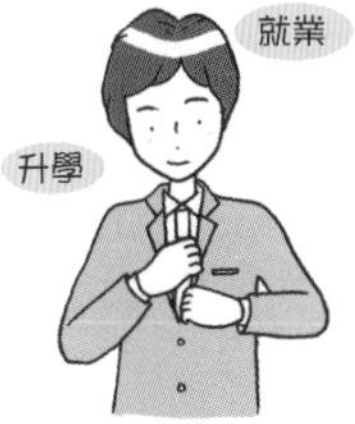

何謂「療育」？

療育是指協助自閉症類群障礙兒童及其家屬，同時配合兒童特質與發展速度，適當的進行引導，以減少生活上的困難。

醫療院所的療育中心療育課程包括每週一到數次的專業職能治療師、語言治療師、臨床心理師之協助，以學習自力進食、生活、運動為目標。還有社工師、兒童精神科醫師的療育諮商，協助情緒行為及家庭問題。各中心在教學時間、內容方面各異，並提供不同服務項目。自閉症類群障礙兒童可一邊上普通幼稚園，同時在醫療院所療育中心學習。

療育中心的資訊可洽詢各地方政府衛生單位、社福單位、兒童單位以及發展障礙支援中心。各地兒童門診也能詢問到相關資訊。

（審定註：療育是指能夠加強並支持孩子的各項適齡發展，並提供對家庭必要之支持服務。一方面讓孩子增加融入社會的能力與機會，減少未來的障礙，另一方面提供家庭適當的支持與關懷，提升親職教養能力及減輕家庭的負擔。是一種整合的、人性化的、完整的服務，是利用各專業及家長整合性的服務來解決發展遲緩或發展障礙兒童的各種醫療、教育、家庭及社會相關問題。）

TEACCH 詳細資料可參考《實踐真正的 TEACCH 我就是我》（內山登紀夫 / 學研）

幼稚園和學校能做的 4

打造合適的教室環境

自閉症類群障礙兒童若置身在擺設明確的環境，會感到安心。請為他們打造能專注的課堂活動與校園生活。

減少分散注意力的東西

自閉症類群障礙兒童視覺相當敏感。若能看見窗外的東西，很多注意力馬上會被轉移，使上課無法專心。

在座位安排上最好避免靠窗邊，盡可能坐在前排靠近老師。由於上課過程和指定作業都需要老師重複說明，因此盡量在老師旁邊會比較方便。

另外，在玻璃窗下方可貼像咖啡店一樣的遮光紙，遮住孩子的視線，讓他不會被窗外的事物吸引。

孩子的注意力不只會被窗外吸引，教室裡張貼的地圖和放在櫃子上的美勞作品，也會產生影響。孩子容易被這些與課堂無關的東西引開目光。

除了行事曆和時間流程表這類幫助孩子安排行程的告示板外，不要放其他的東西比較好。

依照午餐時間和上課時間改變不同的布置

擁有特質的孩子無法理解同一個空間有多功能的用途。

若是上課、做勞作、吃飯都在相同場地，他們會感到焦慮。為了讓他們認知到下個時段該做不同的事，移動桌椅布置，是最簡單又有效的方法。

例如：午餐時段把桌椅重新排列，再蓋上桌布，營造出完全不同的視覺感，孩子就能辨別等一下是「午餐時間」，而感到放心。

勞作類的手作課程，若使用相同教室，也可以透過改變桌椅擺放位置，讓孩子有心裡準備去做下一件事。

【營造能避免孩子分散注意力的環境】

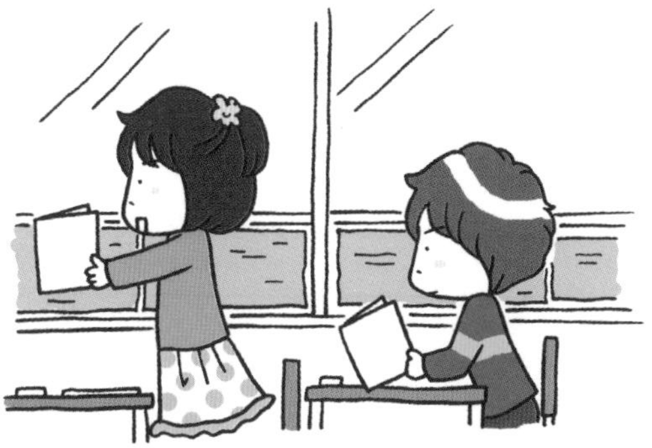

玻璃窗下貼遮光紙，可以讓孩子不會被窗外事物吸引。

教室裡不要擺放容易分散孩子注意力的東西。

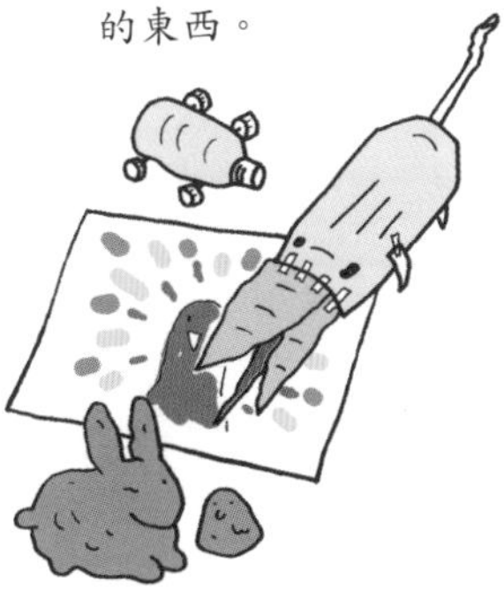

【午餐和上課改變不一樣的桌椅配置】

午餐時間蓋上桌布或野餐毯。

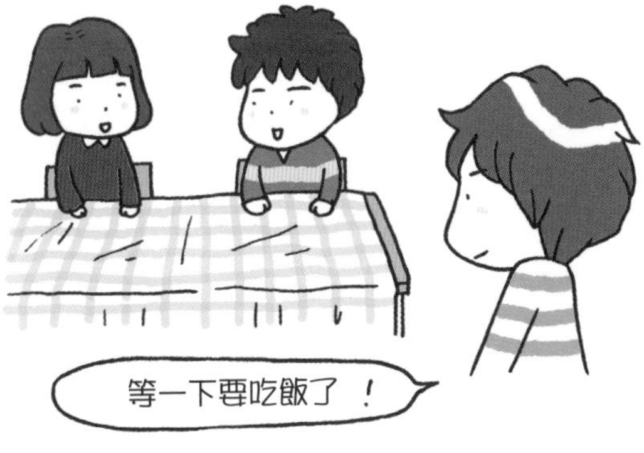

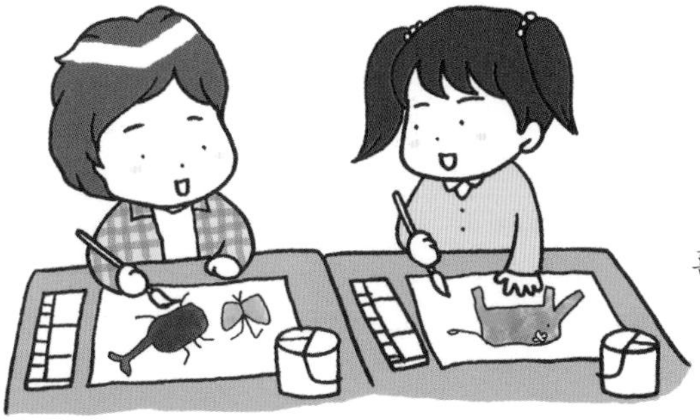

喜歡畫畫！

幼稚園和學校能做的⑤

提早告知課程與行程變更

自閉症類群障礙兒童對行程變更和突然的變化，會感到焦慮和困惑。只要有任何變更，應提前告訴他。

突然改變行程會使孩子焦慮

自閉症類群障礙的孩子，對突然的改變感到不安和困惑，是因為想像力障礙及認知方式和一般人不同的緣故。

若他們能連想改變後會發生什麼事，就不會那麼困惑和焦慮。但正因為他們無法想像變更後的情形，才會感到不知所措。

在學校經常有調課和改變授課內容的情況，這時應留意以下幾點，並仔細地向孩子說明。

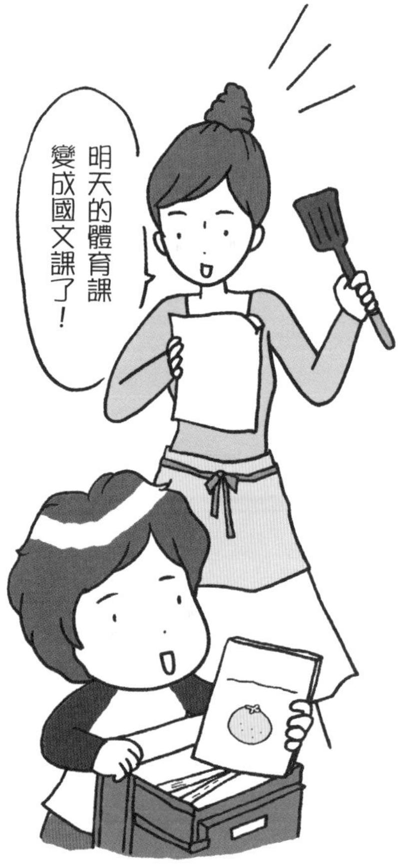

1 盡可能提前告知

當教室或課表改變時，盡可能在前一天告知，或是最晚也要在當天早上告知。

校外教學行程表
早上六點
起床
刷牙
早餐
換衣服
出門
八點半集合

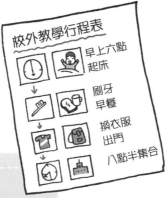

2 用簡單的方式說明

以簡短明瞭的措詞說明，如：「明天音樂課在這間教室。」「明天校外教學八點半集合。」

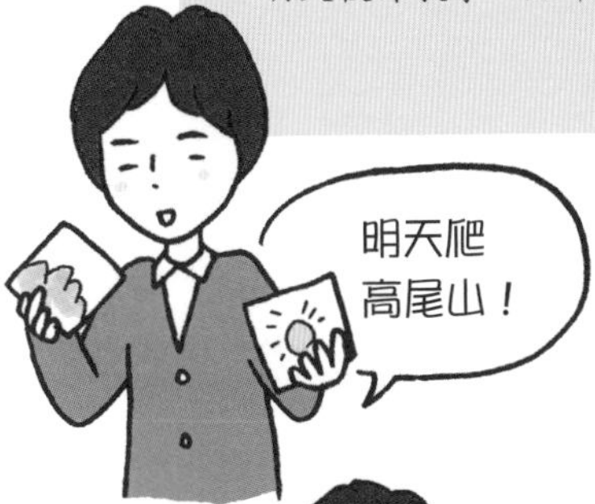
明天爬
高尾山！

3 使用圖卡和表格

用語言表達不清楚的情況下，可以輔以圖卡或字卡，甚至是表格來說明，讓孩子更容易理解（參考99頁）。

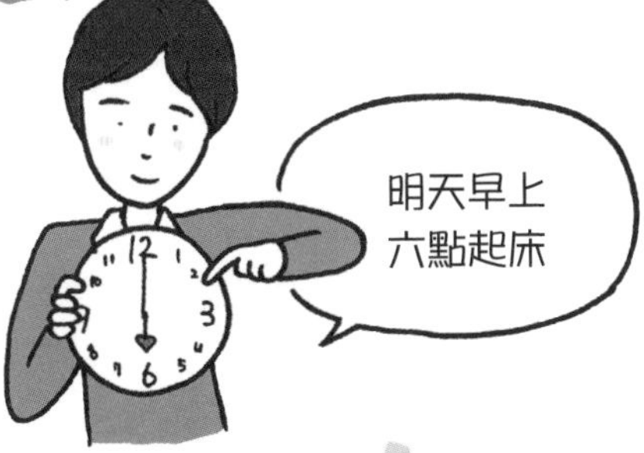
明天早上
六點起床

4 告訴他之後該怎麼做

具體告知改變後他可以做什麼。讓他預先瞭解狀況，就比較能接受改變。

5 有耐心慢慢說明

要反覆說明直到孩子理解為止。變更若在數天前得知，可請家長說明。

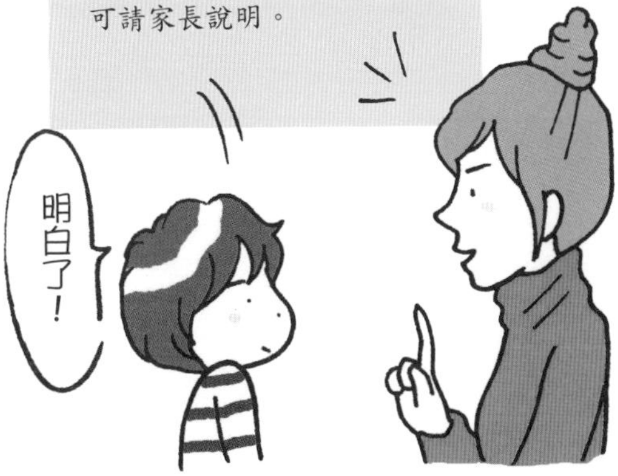
明白了！

幼稚園和學校能做的 6

不用強迫孩子和同學玩

他們並不是討厭同學，而是自閉症類群障礙在特質上喜歡一個人玩，不擅團體行動。

喜歡獨遊不愛團體活動

大部分的自閉症類群障礙兒童都會偏好一個人遊戲，也有一些想交朋友。

但因為自閉症特質的關係，有不少會演變成糾纏特定的朋友，而延伸成其他問題。

特別是小學低年級的孩子，因為無法預測身邊同儕的行為，會偏好和「不會帶來精神壓力，也比較理解自己」的大人遊玩。

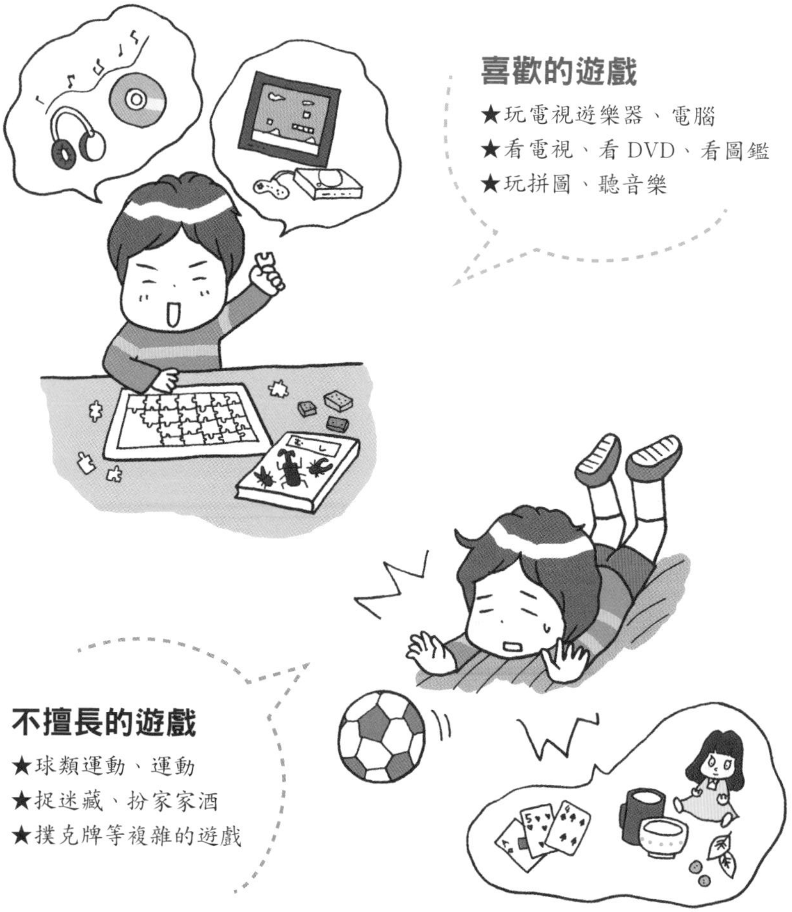
喜歡的遊戲
★玩電視遊樂器、電腦
★看電視、看 DVD、看圖鑑
★玩拼圖、聽音樂
不擅長的遊戲
★球類運動、運動
★捉迷藏、扮家家酒
★撲克牌等複雜的遊戲

到了青春期，這類的孩子也會為了交朋友而勉強自己做不喜歡的事，例如對同學言聽計從，在極端的例子中，甚至會與同儕一起惡作劇，甚至為非作歹。

自閉症類群障礙特質的小孩原則上並不討厭交朋友，只因為不擅社交，在團體中會倍感壓力。

邀請孩子加入時要注意的事

這種社交障礙，在成長過程中不會有所改變。像運動會或合唱比賽之類的練習，不用勉強孩子參加，必須尊重本人意願和狀態進行調整。在邀請孩子參與遊戲時要注意以下三件事（如下圖）。

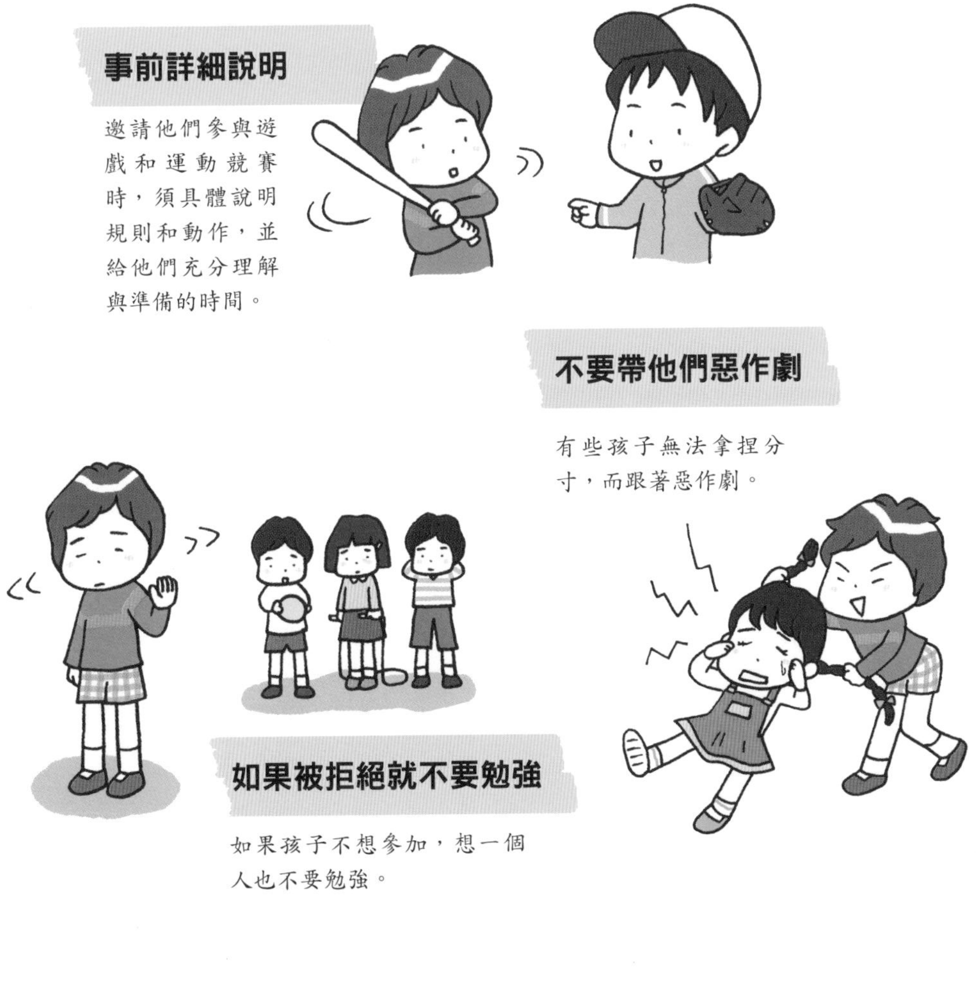
事前詳細說明
邀請他們參與遊戲和運動競賽時，須具體說明規則和動作，並給他們充分理解與準備的時間。
不要帶他們惡作劇
有些孩子無法拿捏分寸，而跟著惡作劇。
如果被拒絕就不要勉強
如果孩子不想參加，想一個人也不要勉強。

幼稚園和學校能做的 7

若孩子無法遵守課堂規則與禮貌時

教室裡有學生該遵守的規範和禮儀，但這些特別的孩子卻無法理解，這時該如何引導他們？

具體說明禮儀和規則

學校和社會可說是由人所聚集而成的共同體，其中存在許許多多的規則與禮儀。

自閉症類群障礙兒童能理解眼睛可見的事物和具體的習慣，但對於眼睛看不見的禮儀與規則卻難以理解。

他們違反規定或不遵守禮儀並非存心而為，只是不瞭解才會違規。

再者他們無法解讀別人的表情和情緒，即使冒犯到他人也無法察覺，導致問題與糾紛的產生。為了避免這樣的狀況發生，老師必須事前將這種特質充分告訴同班同學。

當自閉症類群障礙兒童沒有遵守規定，直接斥責他們並無法解決任何問題，有時反而會傷害孩子的自尊心。

若光是告訴他不可以，卻沒告訴他下次該怎麼做，只會讓孩子感到困惑。

教導孩子規則與禮儀時應具體說明，並用肯定的語句告訴他，例如：「排隊要從最後一個開始排」、「洗完手才能吃飯」、「拿別人的東西之前，要問對方能不能借」、「還別人東西時要說謝謝」等。

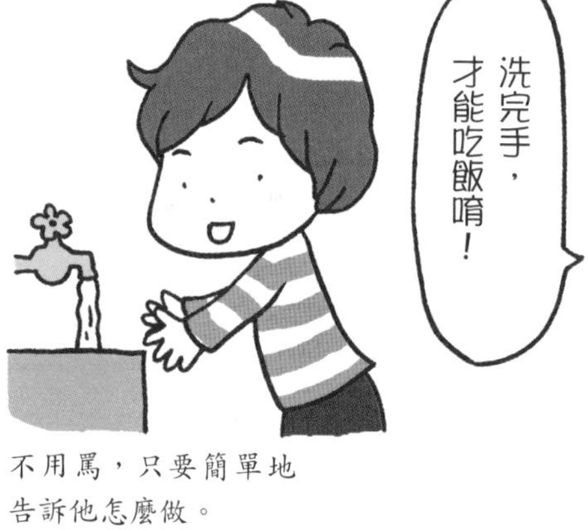

不用罵，只要簡單地告訴他怎麼做。

孩子獨占喜歡的東西或玩具時

自閉症類群障礙兒童會獨占自己喜歡的東西，如：公園的鞦韆或電腦，喜歡的遊戲會反覆玩好幾次而停不下來。

告訴他輪流玩和排隊順序

自閉症類群障礙的孩子有種特質是「無法與周邊的人共享快樂與興趣」，會獨占玩具和器具與這種特質有關。

因此他們無法與朋友分享書籍或出借玩具。在學校同樣會獨占器具或遊樂器材，造成排隊的同學都輪不到。孩子的行為看似自我中心，其實並不然。

他們只是無法理解玩遊戲或學校使用的器材，必須遵守使用規則和社交禮節。

這種時刻必須向他們具體說明遊戲規則。至於學校教具與遊樂器的使用上，實際使用計時器和順序表，會比單純口頭說明更有效。使用時老師告知：「學校的電腦每人只能使用15分鐘，這個計時器如果響了，就要換XXX同學使用。」沒有計時器也可以請孩子看時鐘，告訴他：「長針指到6的時候就要換下一個人。」等到孩子習慣之後，自然而然時間到就會讓給下一個同學。

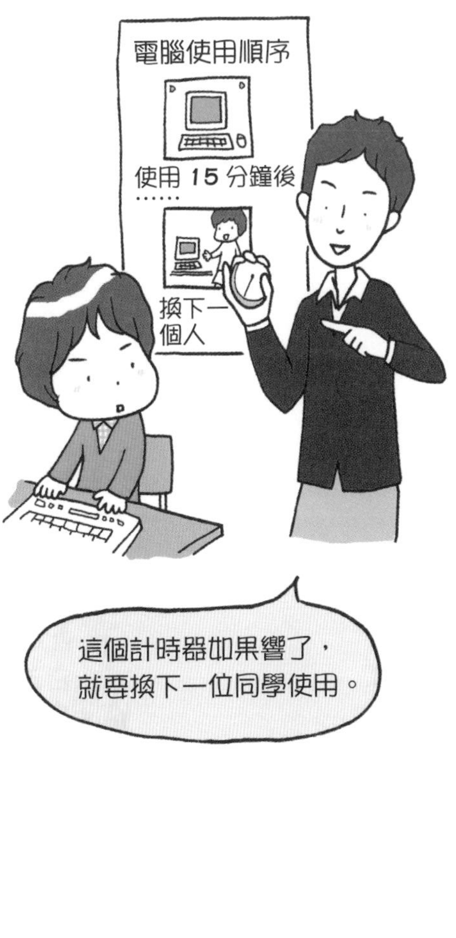
電腦使用順序
使用 15 分鐘後
……
換下一個人
這個計時器如果響了，
就要換下一位同學使用。

幼稚園和學校能做的 9

告訴孩子如何運用休息和自由時間

自閉症類群障礙兒童中，有部分孩子，不知道如何利用下課和午休等自由時間。

在休息時間和自由時間感到手足無措

有些孩子對課堂或學校決定好的活動，有較好的適應力，卻對下課和自由時間感到無所適從。一般孩子會運用下課時間上廁所，和朋友聊天做自己喜歡的事，但自閉症類群障礙兒童，卻不知道在「自由時間」該做什麼。

一般人認為自由時間去玩、做自己想做的事就好，但自閉症類群障礙的特性之一，就是不知道如何在沒有規則的狀況下自由發揮。

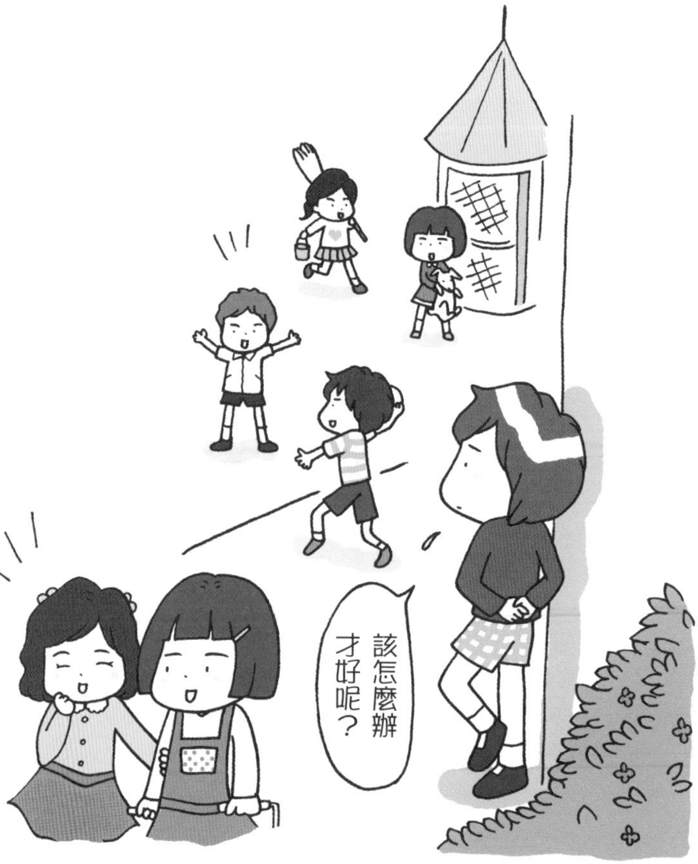

明確指示下課時間和放學後該做的事

最能讓孩子安心的作法，就是明確告知他下一步要怎麼做，或是等一下要做什麼。因此教室裡最好張貼時間流程表。比方製作一張規定下課時間「上廁所」、「把課本放桌上」之類的簡單行事曆。每堂課結束時，孩子看到行事曆上的指示，會感到安心，自己確定下一步要怎麼做，自動自發去完成。尤其在幼稚園和小學階段，可製作有圖片的「需求板」，讓孩子以圖片表達需要。

許多從事自閉症類群障礙療育的專業人士，都認同這樣的方法，這也是目前非常重要的教學方式之一。

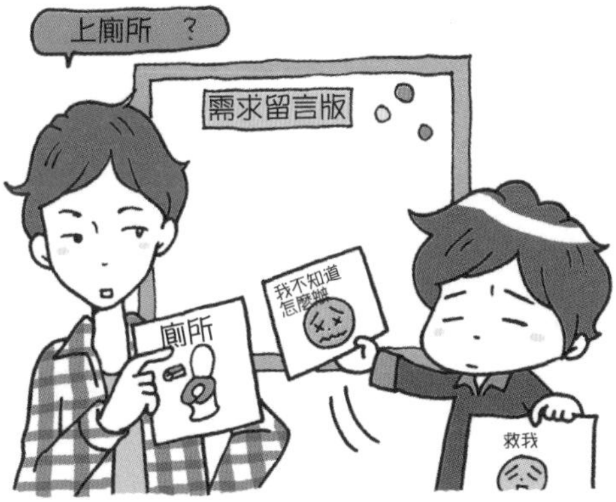
上廁所？
需求留言版
廁所
我不知道怎麼辦
救我

圖卡可以讓孩子表達想法，
同時給予孩子指示和引導。

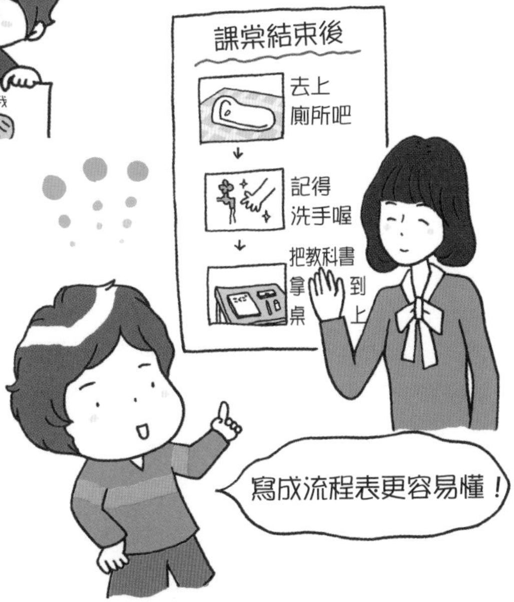
課棠結束後
去上廁所吧
記得洗手喔
把教科書拿到桌上
寫成流程表更容易懂！

幼稚園和學校能做的⑩

如何減少教室內的壓力

課堂上，老師經常大聲講話，但這對自閉症類群障礙兒童是種負擔，讓他們無法專注在上課內容。

教室裡有許多壓力源

教室裡同學聚集在一起，老師拉開嗓門說話，這對一般的孩子來說，是稀鬆平常而愉快的情景，但對自閉症類群障礙兒童而言，卻倍感壓力。

比方說在課堂上老師會突然接近學生或大聲喊學生的名字，這些都會造成自閉症類群障礙兒童的焦慮和恐懼感。理想的狀況下，老師想接近他們最好能事先告知，讓他們安心。

在課業方面的叮嚀也要多加留意。歸還考卷時最好不要用「否定的激勵」，如：「這種成績肯定考不上高中。」孩子會以為自己被否定或惹老師生氣。應該改以具體指導的方式叮嚀他，例如：「下次寫考卷時要多檢查幾次。」如此一來，孩子比較容易理解。此外，像「請你去做……」、「下次請你去……」之類的命令語句也最好避免，改由「要不要……」、「下次我們一起去……」代替。只要減少課堂上的壓力源，孩子會慢慢地適應校園生活。

【教室中的壓力】

人潮

害怕同學聚集在一起。老師可以指示自閉症類群障礙兒童暫時離場。

大聲

教室內的喧嘩或大聲跟他講話，孩子會感到害怕。

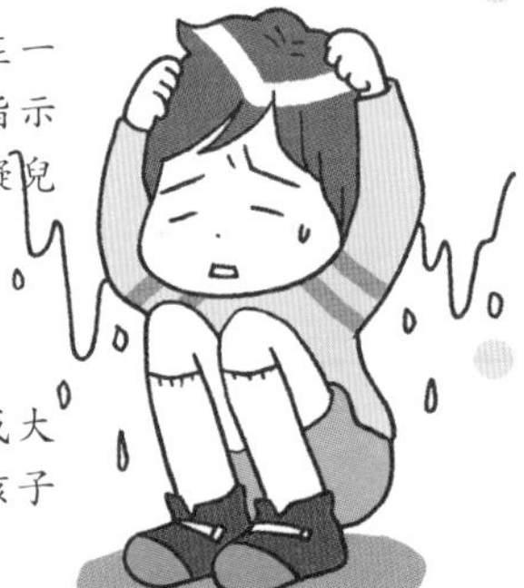

沒去過的地方

一些和平常教室不同的地方，如：家政教室和戶外講堂，都會帶給孩子焦慮。

近距離

老師、同學突然靠近或從背後拍肩，都會帶給孩子恐懼，有時甚至會以暴力還擊。

幼稚園和學校能做的 11

稱讚、鼓勵孩子的專長

孩子最想要的莫過於來自老師與同學的讚賞。稱讚他的優點讓他發揮潛能，比指出問題來的好。

褒獎他的優點才能讓他成長

學校老師引導自閉症類群障礙兒童最基本的方式，就是看見他的優點。老師若能發掘孩子的優點給予鼓勵，就能把優點變成專長，讓他更有自信。自閉症類群障礙的特質並不會隨著年齡消失，而是隨著年紀，慢慢學習因應之道，來改善對外關係，讓這些特質對生活的影響變少。例如：學會不怕人的方式、被別人觸碰也能忍耐、記住別人說過的話等等。而學校正是幫助這些「技能」成長的絕佳場所。

【自閉症類群障礙的學習特徵】

- 對國字和計算很拿手
- 擅長使用艱深字彙
- 強大的記憶力

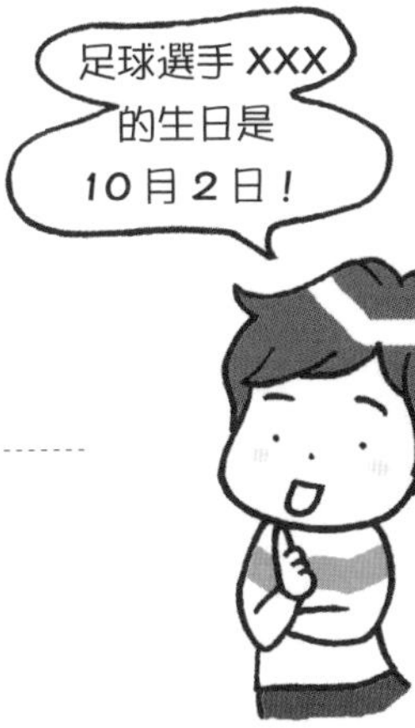

- 不擅於作文與應用問題
- 無法馬上回答問題
- 抄筆記很慢
- 手很笨拙
- 課堂中突然站起來
- 被大聲責罵會情緒失控
- 換教室就不知所措

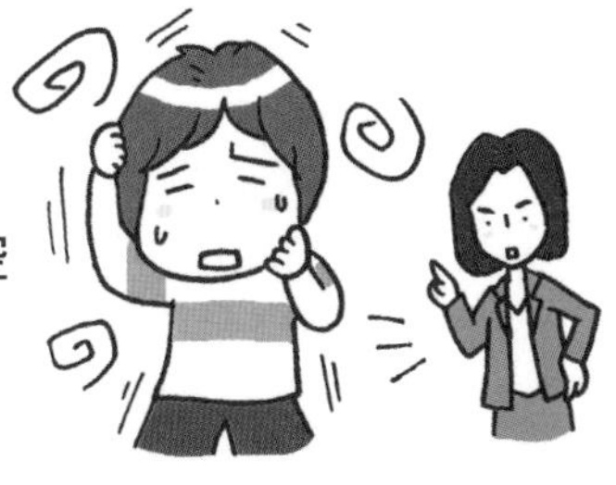

幼稚園和學校能做的⑫

直接告訴孩子什麼話不能說

就算看到自閉症類群障礙的孩子不遵守班級規則或直接指正別人的缺點，卻很難開口制止……

為何想到什麼說什麼？

自閉症類群障礙的孩子不擅於察言觀色。即使沒有惡意，也會不小心踏到別人的痛處，例如：「你穿的衣服好奇怪」、「你變胖了」等等。有時甚至會在對話中說出一些沒頭沒腦的話。

被傷害的同學問他為什麼口出惡言，孩子會無法理解為什麼對方要生氣，以及自己被討厭的理由。若讓這種情況持續發生，自閉症類群障礙的孩子會誤以為自己被全班討厭，而慢慢不敢去上學。這種情況下，同學明確說出討厭和不高興，雖然能避免下次相同的事再發生，但實際上也可能引起彼此感情面的對立，演變成大聲爭吵或打架，最終造成友情無可修復的局面。

諸如憤怒、反擊都會造成自閉症類群障礙兒童的恐懼，讓他愈來愈被孤立。

在糾正這些孩子時，可以具體告訴他們：「不要評斷別人的衣服。」「不要評斷別人的身體。」等。若同學之間難以開口，老師可以從中介入。

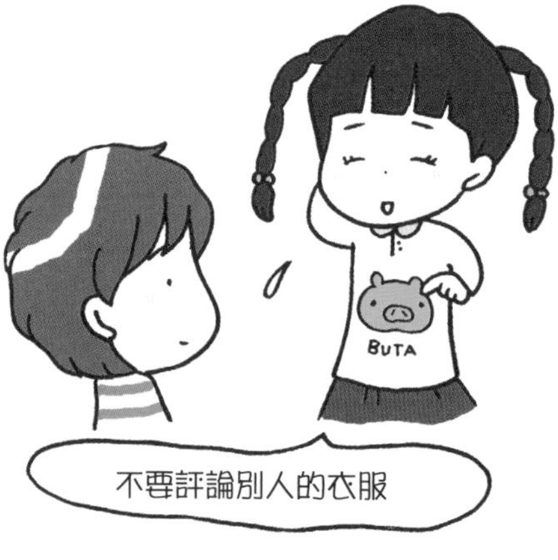

【為什麼孩子會講傷人的話？】

無法讀取別人的表情

在悲傷的時刻大聲笑出來。

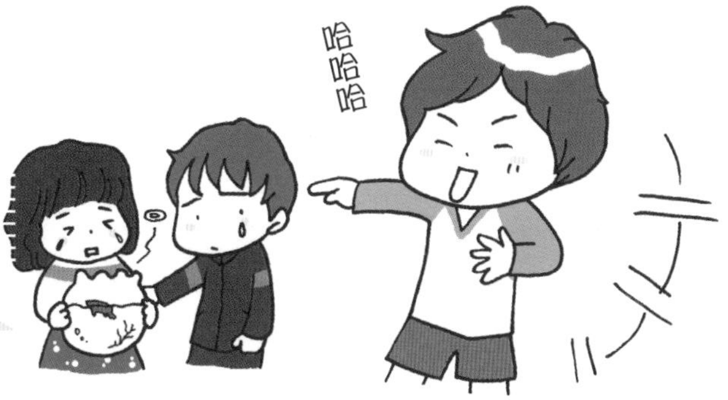

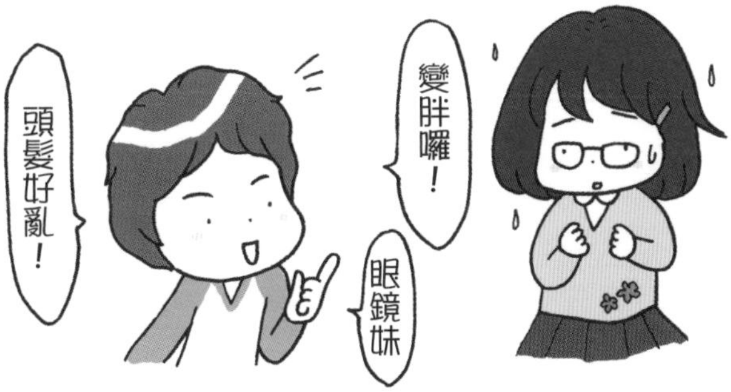

無法理解別人的感受

就算會讓對方尷尬，也會直接把想到的事說出口。

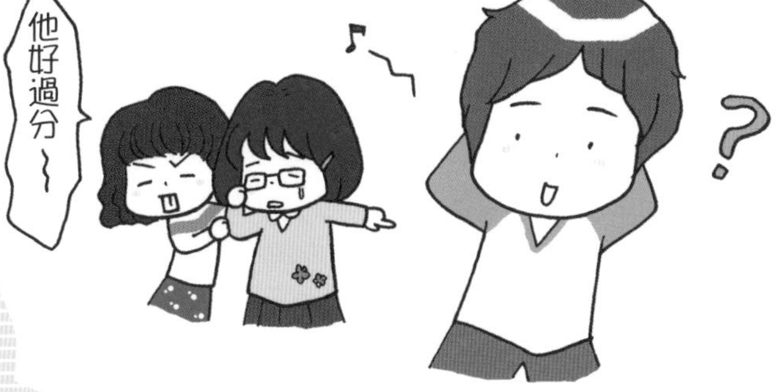

沒自覺

講的話傷到別人也不會有自覺

幼稚園和學校能做的⑬

在學校打造能獨處的空間

自閉症類群障礙的孩子無論在家或學校，都有可能情緒失控。這種時刻應該帶他到能獨處的地方，等他平靜下來。

在旁邊默默等他平靜下來

校內團體活動或自由活動時，會有不少行為要求。當這些孩子無法跟上班級活動或無法理解時，往往會以激烈的方法呈現，如哭泣大叫或用頭撞牆壁。

面對激怒狀態的孩子，採取強硬手段制止或強迫他安靜下來，反而會造成反效果。

詢問憤怒的原因或試圖說話安撫他也不太好，只會更加刺激他。當孩子情緒爆發，必須先確認狀況是否會危及其他兒童或讓孩子本身受到傷害。

若是在家裡發作，只要沒有迫切的危險，冷靜等待孩子自行平復情緒就好。等到他安靜下來再給予稱讚，依情況可給他喜歡的點心作為獎勵。

遠離其他學生 打造可獨處的空間

在自家發作，只要一旁默默守護就好，但學校的狀況將會完全不同。學校和家裡最大的不同在於教室裡還有其他同儕在場，只要身邊有其他人，孩子就無法自己平靜下來。

老師可以預先準備一個讓孩子能平復情緒獨處的地方，只要情緒失控或其他問題狀況產生時，就能帶他到預先準備的空間。像保健室或資料室這類平時不太有人的空間是理想場所。或是另外為孩子打造小型的休息室也是方法之一。

這些特別的孩子在團體中比較容易感到焦慮，在教室裡用隔板區隔一個可獨處的小空間，也是有效的方法。

✕ 大聲斥責，以強硬手段制止

面對激怒狀態的孩子，採取強硬手段制止或強迫他安靜下來，會造成反效果。

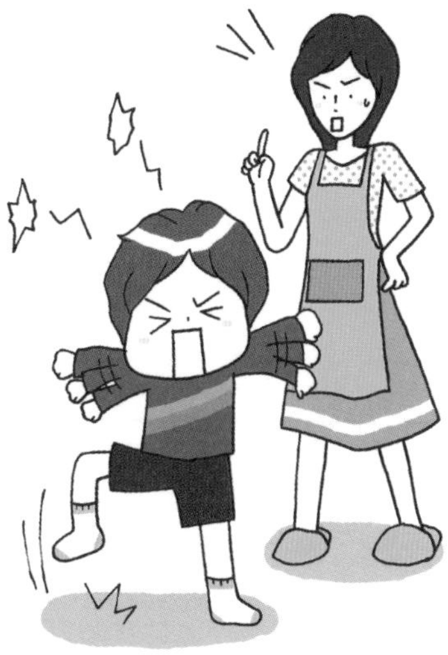

○ 在一旁安靜守候，等孩子安靜下來時再給予稱讚

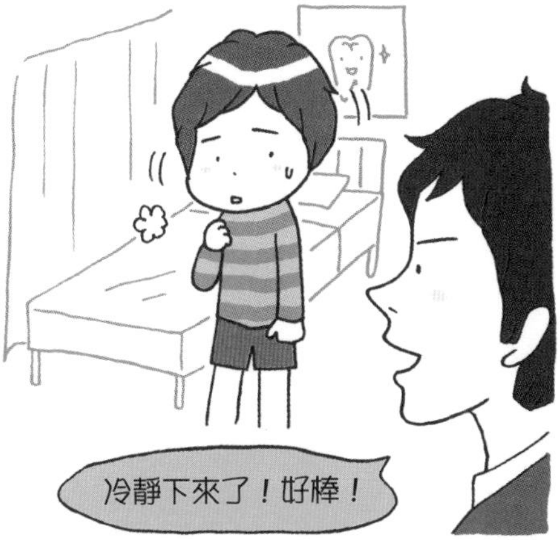

帶孩子到保健室等安靜的地方，讓孩子平復情緒。

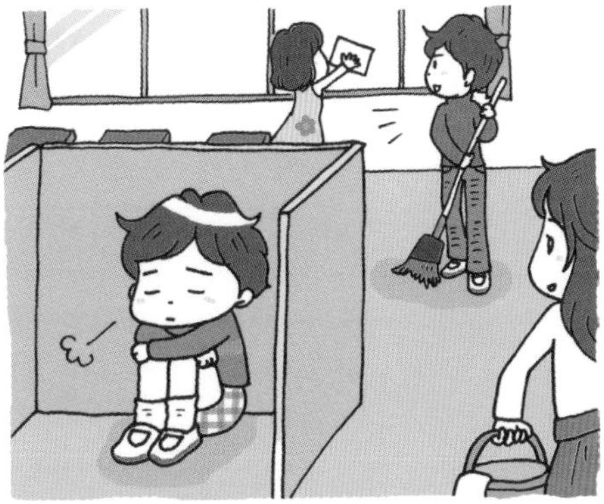

在教室裡用隔板區隔一個可獨處的小空間，也是有效的方法。

依本人的志願與性向進行升學指導

對於讀書和未來出路，每個人想法不盡相同。自閉症類群障礙的孩子只要有適當的讀書方式，好好努力也能就讀頂尖的學校。

報考的學校和讀書方式要配合特質

自閉症類群障礙的孩子常有明顯偏好的學科。只要沒有智力發展障礙，充分發揮他們擅長的記憶力與高度專注，都能順利考取高中或大學。因此這些孩子的升學問題只在於個人意願。

家長唯一要注意的是，不要講求「什麼都要好」。做不到的就不要勉強，讓他盡量發揮專長即可。

儘管自閉症類群障礙的孩子在想像力與社交方面有一些特別之處，但對於考試卻不會造成負面影響。

考試這種看得見的明確目標對他們而言，反而能集中注意力唸書，不少自閉症類群障礙的孩子依照自己的讀書計畫準備，都能考上理想的高中或大學。

升學考試帶來的二次障礙

升學和入學考對這些特別的孩子而言，將帶來很大的成長動能，但因為讀書方法錯誤或選錯學校，也可能造成二次障礙。

自閉症類群障礙的孩子大多抱持完美主義，若在自認擅長的科目上失敗，往往會無法接受，而深受打擊。

此外也有讀書太用心把身體搞壞，或一直糾結在解不開的問題，無法跳脫的個案，有時甚至也有升學壓力，造成身心症或拒學的情形。

在學校選擇上不應把家長的期待強加在孩子身上，而是依本人的意願和特質去衡量。

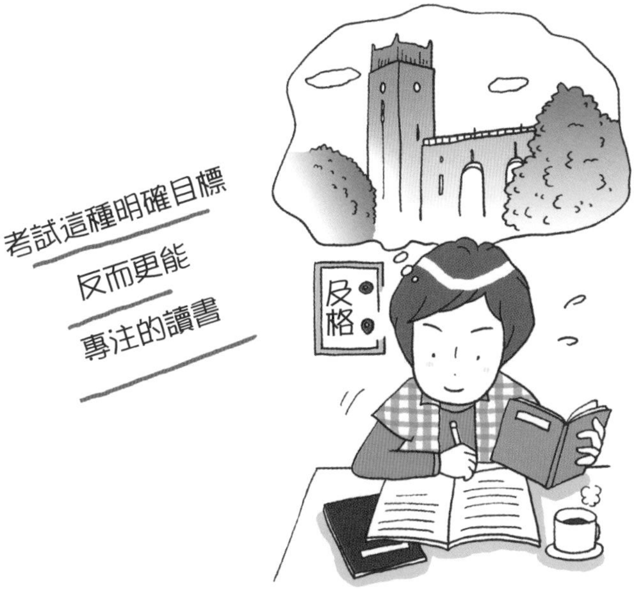
考試這種明確目標
反而更能
專注的讀書
及格

▶選擇高中

配合孩子的意願和學習能力選擇高中。未來的路不只能和導師討論，醫生與治療師等專業人士也是好的商談對象。

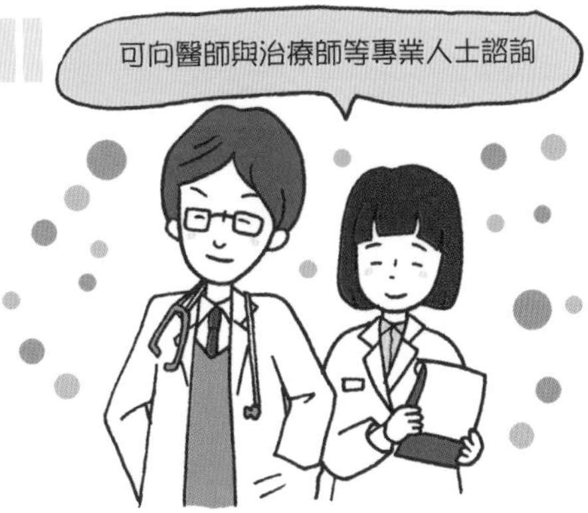
可向醫師與治療師等專業人士諮詢

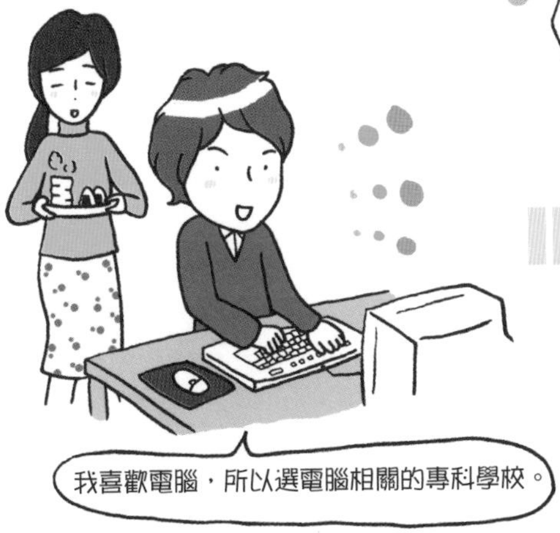
我喜歡電腦，所以選電腦相關的專科學校。

◀選擇專科或大學

在眾多選項中，釐清目標，依個人興趣選擇適合的專科或大學。家長與老師共同給予支持，以舒緩升學考試帶來的壓力。

C o l u m n

專欄

如何解決孩子在性方面的困擾？

到了適當的年紀 教導正確的性知識

小學高年紀的學生開始對異性產生興趣。而自閉症類群障礙的孩子，因為不會察言觀色，到了青春期，容易把同儕感到尷尬而回避的話題掛在嘴邊。若加上同伴的鼓吹，更會停不下，使周遭的人感到更尷尬。

首先，直接告訴孩子什麼事在人前不能做，並具體指示，例如：「和性相關的話題在別人的面前不能說，性相關的行為在別人的面前不能做。」、「在外面和別人面前，不能摸性器官。」另外，由父親指導男性相關的話題，母親指導女性相關的話題，由雙親分擔不同工作。在家裡與孩子討論性的話題，家長不免感到尷尬，也有一定的難度，這種情形可以委由孩子的兄弟姊妹或學校的保健老師來傳達。

【當孩子開始對性產生興趣……】

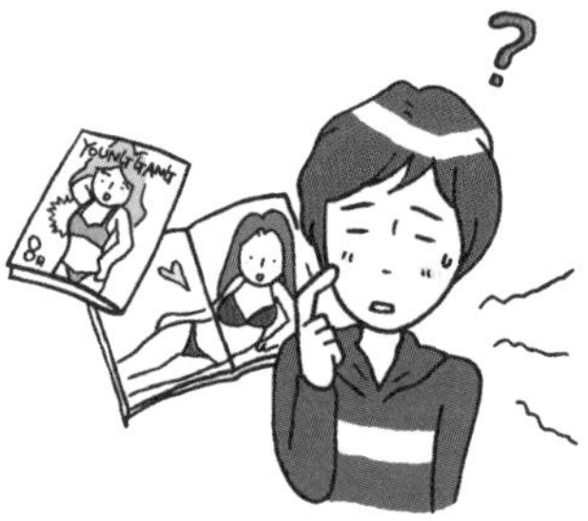

對性衝動感到困惑

有性衝動時會覺得自己很怪。

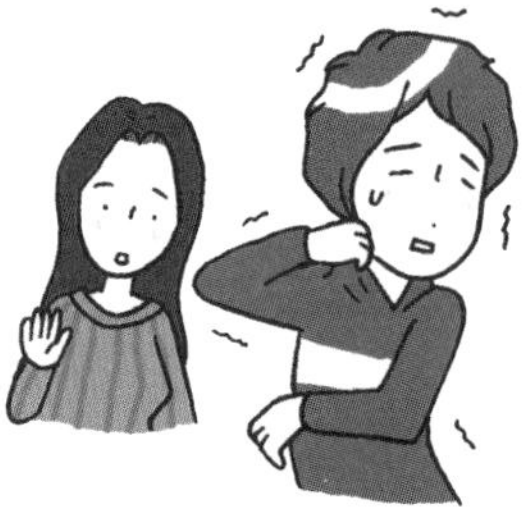

接近異性

有喜歡的同學會一天到晚黏著對方。

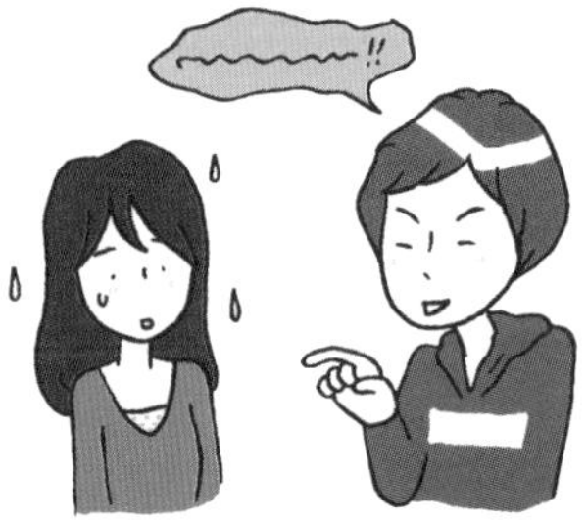

讓周遭的人尷尬

若對性相關的問題沒有充分認知，會在不對的時間地點講出性相關的話題，讓旁人尷尬。

專欄

如何準備就業與未來的人生道路？

依本人意願選擇適合的職業和領域

想當然耳，每位父母都會擔心家中自閉症類群障礙的孩子，在高中或大學畢業後，是否能夠順利的就業？該選擇什樣的工作？

孩子在就學時期，盡量提升他有興趣或專長的項目非常重要，這能打造他在特定領域有卓越的能力，甚至留在大學成為學者。

父母該做的第一步是打造理解和支持孩子特質的友善環境。

到需要考慮就業的時期，由家長、學校老師與所就職的公司商討如何運用孩子的專長給予適當的支援。無論任何人都有其強項與短處，這些特別的孩子不擅長溝通與社交，會有部分不適合從事的業種，如：需要臨機應變的店員工作，或業務員這種面對人的工作，都不適合。

不過他們不排斥重複，對時間講求精準，擅長計算都是強項。能獨立安排作業進度，對工作能全心投入也是這些孩子的特質。只要適性安排職種，也有不少人投入高度專業的職業。不少自閉症類群障礙個案順利就業後，能獨立生活，也有人選擇結婚成立家庭。人生的幸福不只一種，但最重要的是給予本人協助，依據他的意願選擇想走的人生方向。

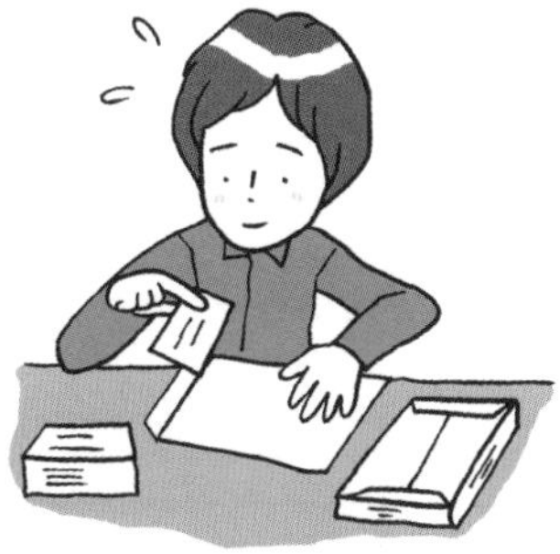

因為擅長安排進度或重覆作業的工作，工作時很投入！

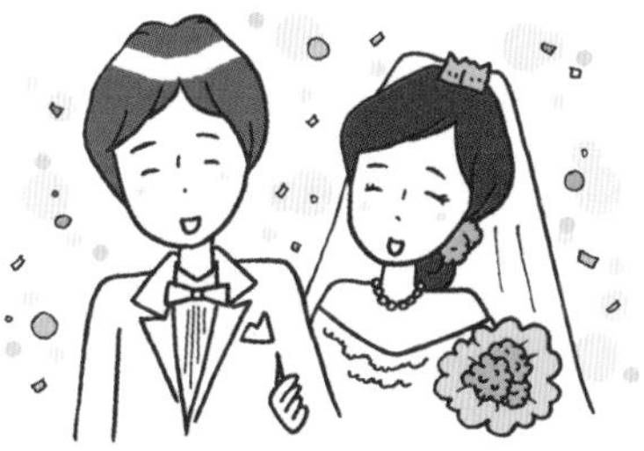

有些人也能選擇結婚成立家庭。

Q7 若公開孩子的狀況，會不會讓他在幼稚園或學校遭到霸凌或歧視？

A	不公開反而無法獲得周邊的支援和諒解，可能導致霸凌。

有不少家長因為擔心霸凌和歧視問題，而猶豫是否將症狀告訴學校。但即使家長選擇隱瞞，最後導師和同學一樣會發現孩子的不同，導致孩子成為被嘲弄的對象。再者，家長不說出來，旁邊的人想伸出援手也無法有所作為。預先向學校和老師說明孩子的特質，才能獲得理解和援助。個案 F 是自閉症類群障礙兒童，同時也有認知障礙，他的母親向住家所在地公開孩子的情況，並獲得社區的支援。只要家長願意敞開心胸接受援助，孩子也能更輕鬆在團體中成長。

Q8 若沒有智能遲緩問題，是否可上普通的幼稚園或小學？

A	沒有智力遲緩和暴力問題，就可以進一般學校就學。

先不管孩子的特質，只要沒有智能遲緩問題，就讀普通的公立幼稚園或小學就可以，沒有必要申請特教班或特殊學校（**審定註：在台灣，普通班中亦可申請特教或輔導資源協助**）。只要沒有暴力傾向，容易情緒失控的孩子也能到一般學校就讀，畢竟有暴力傾向和危險行為的孩子，不管到哪間學校在照顧上都比較困難。這種情形應先與專科醫生、衛生所或兒童發展聯合評估中心進行諮詢後再做決定（參考 138 頁）。

Q9 孩子若無法自在的參加校外教學、生日會之類的活動，是否就別讓他去？

A	因為對不一樣的事感到不安，可與孩子進行事前排練。

這些特別的孩子較不擅長融入諸如校外教學、運動會、生日會之類的團體活動。正因為這些活動都是「和平常不一樣」的事，他們無法預期會發生什麼事，而感到不安。為了讓孩子能順利參與活動，事前需要充足的演練。可以拿前一年的活動影片或照片給孩子進行事前演練。告訴他什麼時候會發生什麼事，慢慢讓他習慣。

校外教學或住宿活動，家長可在事前先讓孩子到現場，告訴他下次會到同個地方、會住在這裡等。讓他先熟悉該地。一個小學 4 年級、有認知障礙的自閉症類群障礙個案中，老師先行決定孩子住宿的房間和床位後告知家長，由家長親自帶孩子先演練，最終完成了首次的外宿教學。

不少學校習慣在運動會前，讓學生進行各項練習，這對特別的孩子而言「和平常不一樣」，也無法理解為什麼要這樣，進而造成壓力。這種情形老師可以陪伴在他身邊，鼓勵孩子參與一些簡單的項目。

不少個案在幼稚園小班可能無法參與任何項目，到了中班開始，能在老師的引導下參與少部分項目。到了大班就能獨立參與。這些到大班成功獨立的個案，在引導上都充分配合孩子本人的步調，不做任何強迫。經過三年讓本人完全理解活動內容後，產生安心感。

成功的關鍵在於「不強迫練習」，逼他做不想做的事。這些自閉症類群障礙兒童會對大人的強迫感到焦慮，所產生的恐懼和討厭的心情，會一直烙印在心裡。他們比一般孩子更容易記住不愉快的經驗，未來看到相同場面，焦慮的情緒會再次顯現出來。為了不讓孩子在心裡埋下不安的種子，讓孩子做他做得到的事，完成後再給予鼓勵。

結語

讓孩子有更安定的情緒渡過成長的日子

自閉症類群障礙的孩子若從小接連感到挫折，等到青春期前後，會開始出現「好想死」、「如果我不存在就好了」等自我否定的負面言論，或是突然說出一些攻擊性言論，如「我想殺人」、「砍人會怎麼樣？」不管是家長或學校老師，無預警地聽到這些言論往往會驚訝得不知所措，最後採取嚴厲的態度糾正或責罵孩子：「不准亂講話！」

這些話其實全是孩子內心煩惱的展現。若遭受斥責，孩子會認為沒有人要聽他說話，而陷入孤獨的苦惱之中。

因此不單是自閉症類群障礙，對於這些發展上有特殊需求的孩子們，在青春期到青年期之間，情緒上的安定與否，將對他們的生活帶來決定性的影響。家長若能認知到這點，會比想盡辦法提升他們的學習成績還重要。當然孩子無法「被認可」，對家長而言也許無法輕易釋懷，但是總比成績頂尖，在家裡卻暴力相向來得好。

無論有哪種發展障礙，讓孩子完全接納自己的長處與短處，對情緒安定上有很大的幫助。家長的第一步，就是讓孩子感覺自己所說的話被聆聽。往往小孩說的話會讓大人忍不住出言指正，但請保持耐心，附和他，聽他把話講完。即使一時無法為孩子的煩惱解答，也要表現出陪伴他一起想辦法的態度，自然而然孩子就能感受到自己被接納。

本書提供許多自閉症類群障礙兒童的教養建議，為的是讓孩子有更安定的情緒渡過成長的日子。祝福每位家長都更瞭解這些自閉症類群障礙的孩子，享受親子教學相長的每一天。

附錄

自閉症類群障礙相關資源

如果有疑似發展遲緩的問題，可帶孩子到兒童發展聯合評估中心，讓專業團隊給予詳細的診查評估。地方政府衛生局委託或認可之聯合評估醫院，可另與各地方政府衛生局確認喔！

〔附　錄1〕

衛生福利部國民健康署補助地方政府設置之兒童發展聯合評估中心

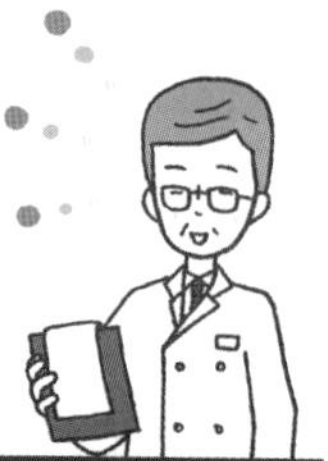

縣市	醫院名稱	聯絡電話
臺北市	臺北醫學大學附設醫院	02-27372181*3241
	臺北榮民總醫院	02-2875-7364* 530/531
	國立臺灣大學醫學院附設醫院	02-23123456*70405
	台灣基督長老教會馬偕醫療財團法人馬偕紀念醫院	02-2543-3535*3051
新北市	行天宮醫療志業醫療財團法人恩主公醫院	02-26723456*3303
	佛教慈濟醫療財團法人台北慈濟醫院	02-66289779*7713
	新北市立聯合醫院	02-2982-9111#3168
	天主教耕莘醫療財團法人耕莘醫院	0952-552-038
	衛生福利部臺北醫院	02-22761136*5315
桃園市	衛生福利部桃園醫院	03-3699721*1141
	長庚醫療財團法人林口長庚紀念醫院	03-3281200*8147
新竹縣	東元綜合醫院	03-5527000*1617
	國立臺灣大學醫學院附設醫院生醫醫院	0972-654-808
新竹市	國立臺灣大學醫學院附設醫院新竹分院	03-5326151*523523
	台灣基督長老教會馬偕醫療財團法人新竹馬偕紀念醫院	03-571-9999*6319
苗栗縣	財團法人為恭紀念醫院	037-676811*53382
	大千綜合醫院	037-357125*75103
南投縣	埔基醫療財團法人埔里基督教醫院	049-2912151*2151
	竹山秀傳醫院	049-2624266*36537
臺中市	臺中榮民總醫院	04-2374-1247*5936
	光田醫療社團法人光田綜合醫院	04-26625111*2624
	佛教慈濟醫療財團法人台中慈濟醫院	04-36060666*4136
	中國醫藥大學兒童醫院	04-22052121*12130
彰化縣	彰化基督教醫療財團法人彰化基督教醫院	04-7238595*1164
	衛生福利部彰化醫院	04-8298686 *2041/2043

縣市	醫院名稱	聯絡電話
雲林縣	國立臺灣大學醫學院附設醫院雲林分院	05-5323911*564304
	天主教若瑟醫療財團法人若瑟醫院	05-6337333*2237
嘉義市	衛生福利部嘉義醫院	05-2319090*2649
	戴德森醫療財團法人嘉義基督教醫院	05-2765041*6707
嘉義縣	佛教慈濟醫療財團法人大林慈濟醫院	05-264-8000*5773
	長庚醫療財團法人嘉義長庚紀念醫院	05-362-1000*2692
臺南市	奇美醫療財團法人奇美醫院	06-2822577
	國立成功大學醫學院附設醫院	06-2353535*4619
	臺南市立安南醫院 委託中國醫藥大學興建經營	06-3553111*2268
高雄市	高雄榮民總醫院	07-3422121*75017
	長庚醫療財團法人高雄長庚紀念醫院	07-7317123*8167
	財團法人私立高雄醫學大學附設 中和紀念醫院（高雄市立大同醫院）	07-2911361
	義大醫療財團法人義大醫院	07-6150011*5751
屏東縣	屏基醫療財團法人屏東基督教醫院	08-7368686*2229
	安泰醫療社團法人安泰醫院	08-8329966*2012
基隆市	衛生福利部基隆醫院	02-2429-2525*3518
宜蘭縣	財團法人天主教靈醫會羅東聖母醫院	03-954-4106*8355
	國立陽明交通大學附設醫院	03-9325192*72120
	醫療財團法人羅許基金會羅東博愛醫院	03-9543131*3322
花蓮縣	佛教慈濟醫療財團法人花蓮慈濟醫院	03-857-8600
	臺灣基督教門諾會醫療財團法人門諾醫院	03-8241240
臺東縣	台灣基督長老教會馬偕醫療財團法人 台東馬偕紀念醫院	089-351642
	東基醫療財團法人台東基督教醫院	089-960115
澎湖縣	財團法人天主教靈醫會惠民醫院	06-9272318*120
金門縣	衛生福利部金門醫院	082-331960
連江縣	連江縣立醫院	0836-23995

資料來源：衛生福利部國民健康署(113 年更新版)
https://www.hpa.gov.tw/Pages/Detail.aspx?nodeid=1602&pid=548

〔附　錄 2〕

相關網站資源

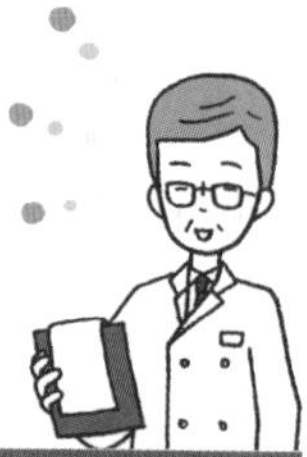

衛生福利部國民健康署：健康九九網站－與自閉症特質同行

http://health99.hpa.gov.tw/material/3242

中華民國自閉症基金會

http://www.fact.org.tw/

兒童青少年精神醫學會

http://www.tscap.org.tw/TW/home/Default.asp

ADHD 注意力不足過動症資料網

http://www.adhd.club.tw/

財團法人台北市自閉兒社會福利基金會

http://www.ican.org.tw

第一社會福利基金會

https://www.diyi.org.tw/

中華民國自閉症總會

http://www.autism.org.tw

教育部特殊教育通報網

https://www.set.edu.tw/

全國特殊教育資訊網

https://special.moe.gov.tw

各縣市早療通報轉介中心

https://system.sfaa.gov.tw/cecm/resourceView/detail2?qtype1=2&qtype2=1

好家教系列 SH0159X —暢銷修訂版—

圖解　自閉症類群障礙 ASD
——有效發揮孩子潛能・改善人際關係及生活自理能力

監　　修／宮本信也
審　　定／鄒國蘇
翻　　譯／葉雅婷
插　　畫／Yuzuko、Comogi Yuko、Ishida Yuko
選　　書／梁瀞文
主　　編／梁瀞文

行銷經理／王維君
業務經理／羅越華
總 編 輯／林小鈴
發 行 人／何飛鵬
出　　版／新手父母出版
115台北市南港區昆陽街16號4樓
電話：02-2500-7008　傳眞：02-2502-7676
網址：http://citeh2o.pixnet.net/blog　E-mail：H2O@cite.com.tw
發　　行／英屬蓋曼群島商家庭傳媒股份有限公司城邦分公司
115台北市南港區昆陽街16號8樓
書虫客服服務專線：02-25007718；02-25007719
24小時傳眞專線：02-25001990；02-25001991
服務時間：週一至週五上午09:30-12:00；下午13:30-17:00
讀者服務信箱E-mail：service@readingclub.com.tw
劃撥帳號／19863813；戶名：書虫股份有限公司
香港發行／城邦（香港）出版集團有限公司
地址：香港九龍土瓜灣土瓜灣道86號順聯工業大廈6樓A室
電話：852-2508-6231　傳眞：852-2578-9337
電郵：hkcite@biznetvigator.com
馬新發行／城邦（馬新）出版集團
41, Jalan Radin Anum, Bandar Baru Sri Petaling,
57000 Kuala Lumpur, Malaysia.
電話：603-9056-3833　傳眞：603-9057-6622
電郵：services@cite.my

美術設計／鄭子瑀
製版印刷／卡樂彩色製版印刷有限公司

初　　版／2018年4月19日
初版6刷／2023年9月6日
暢銷修訂版／2024年4月18日
暢銷修訂版2刷／2024年8月16日
定　　價／400元

城邦讀書花園
www.cite.com.tw

ISBN　978-626-7008-82-9

國家圖書館出版品預行編目資料

圖解自閉症類群障礙 ASD / 宮本信也著 ; 葉雅婷譯 . --
暢銷修訂版 . -- 臺北市 : 新手父母出版 :
英屬蓋曼群島商家庭傳媒股份有限公司城
邦分公司發行 , 2024.04
面 ;　公分 . -- (好家教系列 ; SH0159X)
譯自 : 自閉症スペクトラム〈アスペルガー症候
群〉の本 : じょうずなつきあい方がわかる
ISBN 978-626-7008-82-9(平裝)

1.CST: 自閉症　2.CST: 特殊教育

415.988　113004812